Localização anatômica dos pontos de acupuntura

Localização anatômica dos pontos de acupuntura

SERAFIM VINCENZO CRICENTI

2ª EDIÇÃO

Manole

Copyright © Editora Manole Ltda., 2011, por meio de contrato com o autor.

Título da edição anterior: *Acupuntura e moxabustão – localização anatômica dos pontos*
Capa: Departamento de Arte da Editora Manole
Ilustrações: Ricardo Corrêa
Editoração eletrônica e projeto gráfico: Thereza Almeida

Este livro contempla as regras do Acordo Ortográfico da Língua Portuguesa de 1990, que entrou em vigor no Brasil.

Dados Internacionais de Catalogação na Publicação (CIP)
(Câmara Brasileira do Livro, SP, Brasil)

Cricenti, Serafim Vincenzo
 Localização anatômica dos pontos de acupuntura /
Serafim Vincenzo Cricenti. – 2. ed. – Barueri, SP: Manole, 2011.

Bibliografia.
ISBN 978-85-204-3060-6

1. Acupuntura 2. Acupuntura – Pontos 3. Medicina chinesa
I. Título

10-07752

CDD-610.951
NLM-WB 369

Índices para catálogo sistemático:
1. Acupuntura: Medicina chinesa   610.951

Todos os direitos reservados.
Nenhuma parte deste livro poderá ser reproduzida, por qualquer processo, sem a permissão expressa dos editores.
É proibida a reprodução por xerox.

A Editora Manole é filiada à ABDR – Associação Brasileira de Direitos Reprográficos.

2ª edição – 2011

Editora Manole Ltda.
Avenida Ceci, 672 – Tamboré
06460-120 – Barueri – SP – Brasil
Fone: (11) 4196-6000 – Fax: (11) 4196-6021
www.manole.com.br
info@manole.com.br

Impresso no Brasil
Printed in Brazil

AGRADECIMENTOS

À minha esposa Sandra, pelo seu amor, companheirismo e constante incentivo à minha vida profissional.
Ao André, meu filho, amigo e dádiva de Deus.
A meus pais Vicente e Adélia pela formação e apoio.

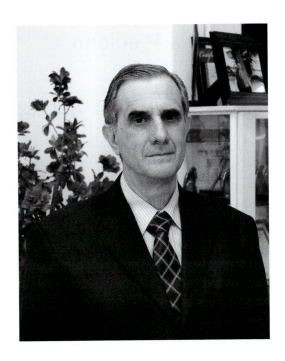

SERAFIM VINCENZO CRICENTI

Ex-professor associado do Departamento de Morfologia da Faculdade de Ciências Médicas da Santa Casa de São Paulo.

Ex-professor adjunto do Departamento de Morfologia da Universidade Federal de São Paulo.

Doutor em anatomia pelo Instituto de Ciências Biomédicas da Universidade de São Paulo.

Coordenador do laboratório morfofuncional do curso de Medicina da Universidade Cidade de São Paulo.

Médico especialista em acupuntura pelo Departamento de Ortopedia e Traumatologia da Universidade Federal de São Paulo e pelo Colégio Médico de Acupuntura em consonância com CFM e AMB.

Membro do corpo docente do Center AO – Centro de Pesquisa e Estudo da Medicina Chinesa.

Prefácio da 1ª edição

Os pontos de acupuntura considerados pela medicina tradicional chinesa ocupam áreas de alguns mm² da pele e se localizam em profundidades variáveis, seja entre o periósteo e a pele, seja entre as camadas musculares ou entre ossos e músculos.

Como as áreas dos pontos são extremamente minúsculas, tornam-se necessários pontos de referências anatômicas como meios de localização realmente eficaz desses pontos de acupuntura.

O Prof. Dr. Serafim, profundo conhecedor da anatomia humana e ao mesmo tempo entusiasta da medicina tradicional chinesa e acupuntura, soube brindar com o livro *Acupuntura e Moxabustão – Localização Anatômica dos Pontos* principalmente os iniciantes desta especialidade médica que é a acupuntura, assim como os conhecedores desta técnica. Trata-se de um livro escrito de maneira clara, precisa e concisa, enfocando a localização dos pontos de acupuntura, tomando como referência a anatomia de superfície. Ao mesmo tempo, brinda-nos também com a nova Terminologia Anatômica das estruturas utilizadas.

O presente livro é uma obra de referência para os médicos que se dedicam ao estudo da acupuntura e é importante a sua assimilação, pois a inserção de agulha incorreta poderá apresentar resultados pífios, não trazendo os benefícios esperados pela acupuntura.

O setor de medicina chinesa-acupuntura do Departamento de Ortopedia e Traumatologia da Universidade Federal de São Paulo congratula-se por mais esta iniciativa do Departamento de Morfologia trazendo-nos os benefícios do trabalho em equipe.

Dr. Ysao Yamamura
Professor Adjunto-Doutor e Chefe do Setor de Medicina Chinesa-Acupuntura do Departamento de Ortopedia e Traumatologia da Escola Paulista de Medicina da Universidade Federal de São Paulo (EPM/Unifesp)

Prefácio à 2ª edição

Para uma boa prática de acupuntura é necessário que a agulha de acupuntura atinja, com precisão, pontos específicos que se localizam em uma vasta área do corpo humano. O ponto, como o nome sugere, é uma diminuta área de poucos milímetros quadrados. A localização precisa desses pontos, portanto, é uma arte, que necessita de bastante prática, pois trata de um conglomerado de terminações nervosas, principalmente as livres. Dessa forma, lança-se mão de referências anatômicas para a localização dos pontos de acupuntura.

Nesta 2ª edição, o professor Serafim, grande conhecedor da anatomia humana em todos os seus aspectos e amante da acupuntura, mostra ao leitor os trajetos dos Meridianos Principais, bem como explica – de maneira sucinta e minuciosa – como identificar os pontos de acupuntura. Utiliza-se de referências anatômicas, adota a nova Teminologia Anatômica e relaciona a localização dos pontos de acupuntura com os dermátomos.

Trata-se de um livro indispensável sobretudo para os iniciantes dessa arte milenar de tratamento que constitui grande dificuldade e representa muito treinamento. Afinal, se a inserção da agulha de acupuntura não atingir o ponto específico, a localização exata e a profundidade correta, certamente não surtirá nenhum efeito ou surtirá pouco, em razão de não haver a obtenção do *Te Qi*.

O professor Serafim, juntamente com seus alunos, tem realizado pesquisas de ponta na área de acupuntura, a fim de dirimir dúvidas sobre as localizações de pontos inexatas descritas em livros tradicionais e evidenciar as complicações possíveis em virtude da inserção de agulhas em regiões perigosas. Ele tem, assim, contribuído enormemente para o desenvolvimento da prática de acupuntura.

Professor Doutor Ysao Yamamura
Professor Adjunto Livre-Docente da EPM/Unifesp

Sumário

Introdução xi
1 Meridiano principal do Pulmão – *Fei* 1
2 Meridiano principal do Intestino Grosso – *Dachang* 6
3 Meridiano principal do Estômago – *Wei* 14
4. Meridiano principal do Baço-Pâncreas – *Pi* 28
5. Meridiano principal do Coração – *Xin* 36
6. Meridiano principal do Intestino Delgado – *Xiaochang* 41
7. Meridiano principal da Bexiga – *Pangguang* 48
8. Meridiano principal do Rim – *Shen* 65
9. Meridiano principal Circulação-Sexo (Pericárdio) – *Xinbao* 75
10. Meridiano principal do Triplo Aquecedor – *Sanjiao* 80
11. Meridiano principal da Vesícula Biliar – *Dan* 88
12. Meridiano principal do Fígado – *Gan* 106
13. Meridiano extraordinário Vaso Governador – *Du Mai* 113
14. Meridiano extraordinário Vaso Concepção – *Ren Mai* 124
15. Pontos extras 132
Referências bibliográficas 145

Introdução

O conhecimento da anatomia humana é indispensável quando um médico-cirurgião tem a responsabilidade de salvar uma vida. Da mesma forma, para o médico devotado à acupuntura, o conhecimento da anatomia é fundamental para a introdução da agulha de maneira correta e precisa nos pontos situados ao longo dos meridianos ou em qualquer ponto extra do corpo humano, de modo que o tratamento se torne mais efetivo e seguro.

A medicina tradicional chinesa é a ciência do equilíbrio e inclui diversas ciências além da própria acupuntura, como a fitoterapia, a moxabustão, os exercícios de tai-chi-chuan, as massagens do in, a laserterapia, a eletroacupuntura, entre outras.

A eficiência da acupuntura é comprovada há milênios e torna-se evidente por meio de seus resultados clínicos.

O primeiro livro que se conhece sobre o assunto é de, aproximadamente, 3000 a.C., quando a prática da acupuntura foi descrita.

Os chineses veem os seres humanos como um microcosmo dentro do macrocosmo universal, sendo o Yin-Yang e os cinco movimentos os dois conceitos básicos de sua medicina.

Alguns pesquisadores, por volta de 1930, buscaram investigar a existência dos meridianos descritos pela acupuntura utilizando recursos como dissecações e pesquisas no campo da anatomia macroscópica, mas, como não encontraram nenhuma estrutura orgânica capaz de justificar a teoria dos meridianos, contestaram a sua existência.

Os meridianos (canais) principais apresentam um trajeto interno (profundo), relacionado com um órgão dentro da cavidade do tórax ou do abdome, e um trajeto externo (superficial), relacionado com a cabeça, o pescoço, o tronco e os membros. As agulhas são colocadas, evidentemente, nesses locais superficiais, mas devem ser introduzidas no local certo, tanto em superfície como em profundidade, para que haja um efeito mais satisfatório.

Conhecem-se os inúmeros benefícios decorrentes da prática da acupuntura, entretanto, é necessário também o conhecimento da anatomia humana para se evitar qualquer tipo de iatrogenia.

Em certas passagens deste livro, chama-se a atenção para o cuidado que se deve ter com vasos, nervos e mesmo órgãos localizados nas proximidades da ponta da agulha, mas trata-se de avisos ao profissional da acupuntura para que esteja atento às suas aplicações em qualquer parte do corpo do paciente.

Este livro descreve a localização dos pontos de acupuntura ao longo dos doze meridianos principais e dos dois meridianos extraordinários (Vaso Governador [Du Mai] e Vaso Concepção [Ren Mai]), além dos mais importantes pontos extras.

Os meridianos principais são os "locais" por onde transitam o Qi e o sangue, ligando a parte alta do corpo com a baixa e a exterior com a interior. Em um total de doze, para cada metade do corpo, são divididos da seguinte forma segundo suas características energéticas (Yang ou Yin) e suas localizações:

A. Três meridianos principais Yang, correlacionados com a região posterior (dorsal) do membro superior:
A1. Intestino Delgado (Xiaochang)
A2. Triplo Aquecedor (Sanjiao)
A3. Intestino Grosso (Dachang)

B. Três meridianos principais Yin, correlacionados com a região anterior (ventral) do membro superior:
B1. Pulmão (Fei)
B2. Circulação-Sexo (Xinbao)
B3. Coração (Xin)

C. Três meridianos principais Yang, correlacionados com a região lateral do membro inferior:
C1. Bexiga (Pangguang)

C2. Vesícula Biliar (*Dan*)
C3. Estômago (*Wei*)

D. Três meridianos principais *Yin*, correlacionados com a região medial do membro inferior:
D1. Baço-Pâncreas (*Pi*)
D2. Fígado (*Gan*)
D3. Rim (*Shen*)

A sequência da descrição dos meridianos principais está baseada na circulação da energia *Yong* (nutritiva) durante as 24 horas do dia, que circula exclusivamente nesses canais, iniciando-se pelo meridiano principal do Pulmão às 3 horas da manhã e terminando no meridiano do Fígado nesse mesmo horário.

A energia *Yong* percorre cada meridiano principal em um prazo de duas horas, nutrindo-o, como também o seu órgão (*Zang*) ou víscera (*Fu*) correspondente.

Dessa forma, esta é a sequência horária: Pulmão (3 às 5 h), Intestino Grosso (5 às 7 h), Estômago (7 às 9 h), Baço-Pâncreas (9 às 11 h), Coração (11 às 13 h), Intestino Delgado (13 às 15 h), Bexiga (15 às 17 h), Rim (17 às 19 h), Circulação-Sexo (19 às 21 h), Triplo Aquecedor (21 às 23 h), Vesícula Biliar (23 a 1 h) e Fígado (1 às 3 h).

Valores do *cun*

Cun é uma medida individual que determina a distância entre duas estruturas anatômicas fixas.

As Figuras I-1 a I-3 mostram valores do *cun* em diversas regiões do corpo e entre elas no polegar (largura do polegar ao nível da articulação interfalângica).

Neste livro, será descrita a localização anatômica dos pontos de acupuntura, mencionando-se os músculos e/ou estruturas anatômicas relacionados a essa região, assim como os dermátomos por onde as agulhas penetram.

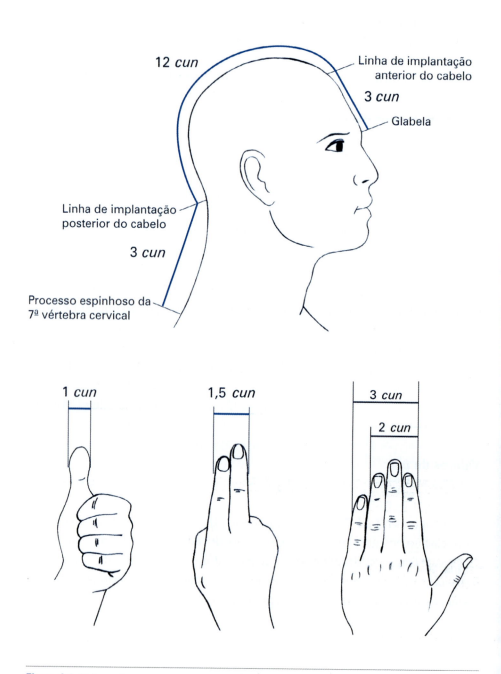

Figura I-1 Valores do *cun*.

Localização anatômica dos pontos de acupuntura

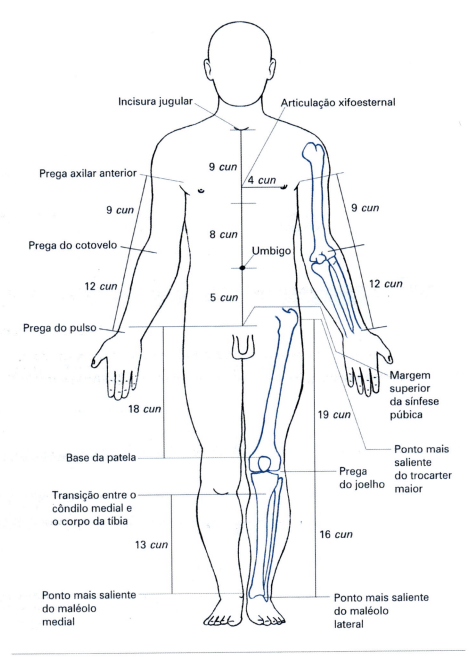

Figura I-2 Valores do *cun* e sua distribuição corporal.

Dermátomo é uma faixa de sensibilidade na pele inervada pela raiz posterior (dorsal) do nervo espinal. Essa raiz contém apenas fibras nervosas sensitivas (aferentes) e representa o seguimento da medula espinal em questão.

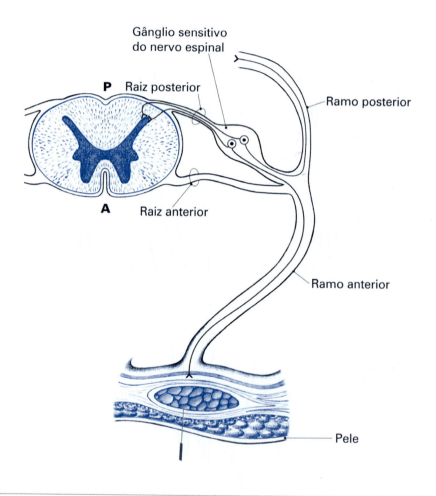

Figura I-3 Medula espinal.

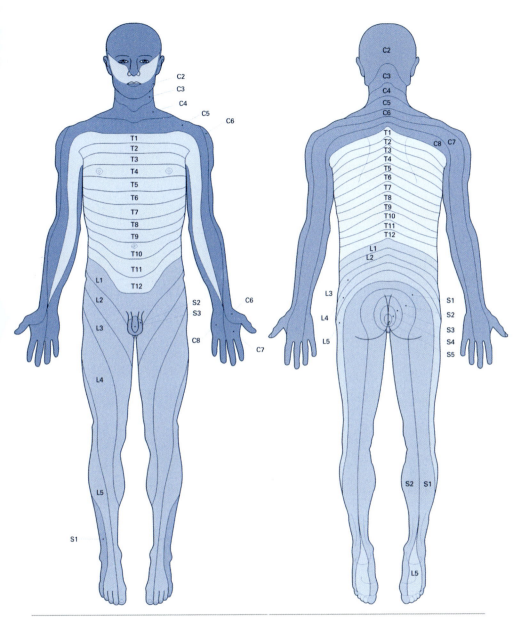

Figura I-4 Dermátomos.

Nos locais da cabeça em que não existem os dermátomos, a inervação sensitiva da pele é efetuada pelo nervo trigêmeo, cuja representação é:
– ramo oftálmico: V1
– ramo maxilar: V2
– ramo mandibular: V3

Meridiano principal do Pulmão – *Fei*

Trajeto interno: tem início na cavidade do abdome, onde se localiza o Triplo Aquecedor médio, ao nível da região epigástrica. Dirige-se inferiormente para o intestino grosso, volta-se na direção superior e atravessa o diafragma, entrando na cavidade do tórax e penetrando nos pulmões. Sobe em profundidade no pescoço para, em seguida, dirigir-se inferiormente à parede do tórax.

Trajeto externo: da parede anterolateral do tórax (ponto P-1 [*Zhongfu*]), passa à frente do ombro, dirige-se distalmente pelo membro superior, na margem lateral do músculo bíceps braquial, atravessa a prega do cotovelo, continua pela região anterolateral (radial) do antebraço, ultrapassa a articulação radiocarpal e a margem lateral (radial) da eminência tenar, atingindo a região lateral do polegar.

Conexão: do ponto P-7 (*Lieque*), conecta-se com o meridiano do Intestino Grosso (IG-1 [*Shangyang*]).

Meridiano principal do Pulmão | *Fei*

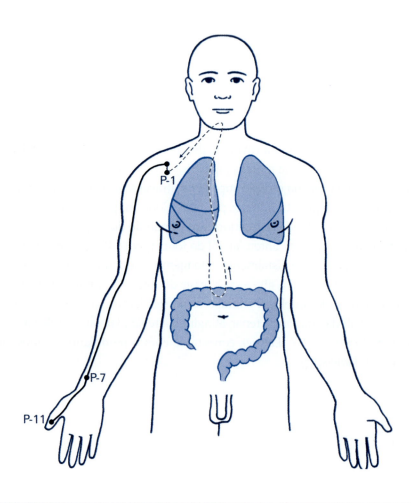

Figura 1-1 Trajetos interno e externo do meridiano principal do Pulmão.

11 pontos

P-1 (*Zhongfu*)
Localização: na região anterolateral do tórax, ao lado do I espaço intercostal, a 1 *cun* abaixo da clavícula e a 6 *cun* da linha mediana do tórax, medialmente ao processo coracoide da escápula.
Músculos relacionados: peitoral maior e peitoral menor.
Cuidados: evitar o sulco deltopeitoral (veia cefálica).
Dermátomo: C5.

P-2 (*Yunmen*)
Localização: a 1 *cun* acima de P-1 (*Zhongfu*), na mesma linha vertical, sob a clavícula.
Músculo relacionado: peitoral maior.
Dermátomo: C5.

P-3 (*Tianfu*)
Localização: na margem lateral do músculo bíceps braquial, a 3 *cun* distais ao ápice da prega axilar anterior.
Músculo relacionado: bíceps braquial.
Dermátomo: C5.

P-4 (*Xiabai*)
Localização: na margem lateral (radial) do músculo bíceps braquial, a 1 *cun* distal ao P-3 (*Tianfu*).
Músculo relacionado: bíceps braquial.
Dermátomo: C5.

P-5 (*Chize*)
Localização: na prega do cotovelo, na depressão lateral ao tendão do músculo bíceps braquial.
Músculo relacionado: braquial.
Dermátomo: C5.

P-6 (*Kongzui*)
Localização: situa-se a 5 *cun* distais ao P-5 (*Chize*), na linha imaginária que une os pontos P-5 (*Chize*) e P-7 (*Lieque*).

Músculos relacionados: pronador redondo (extremidade distal) e braquiorradial.
Dermátomo: C6.

P-7 (*Lieque*)

Localização: situa-se a 1,5 *cun* proximal à prega do punho, lateralmente à artéria radial e entre os tendões dos músculos braquiorradial e abdutor longo do polegar.
Músculo relacionado: pronador quadrado (margem lateral [radial]).
Dermátomo: C6.

P-8 (*Jingqu*)

Localização: situa-se a 1 *cun* proximal à prega do punho, lateralmente à artéria radial.
Músculo relacionado: pronador quadrado (margem lateral [radial]).
Dermátomo: C6.

P-9 (*Taiyuan*)

Localização: localiza-se na prega do punho, entre os tendões dos músculos flexor radial do carpo e abdutor longo do polegar, lateralmente à artéria radial.
Músculo relacionado: pronador quadrado (margem lateral [radial]).
Dermátomo: C6.

P-10 (*Yuji*)

Localização: na margem lateral (radial) da eminência tenar, no ponto médio do primeiro metacarpo.
Músculos relacionados: abdutor curto do polegar e oponente do polegar.
Dermátomo: C6.

P-11 (*Shaoshang*)

Localização: situa-se a 0,1 *cun* proximal ao ângulo ungueal lateral (radial) do polegar.
Estrutura relacionada: tela subcutânea.
Dermátomo: C6.

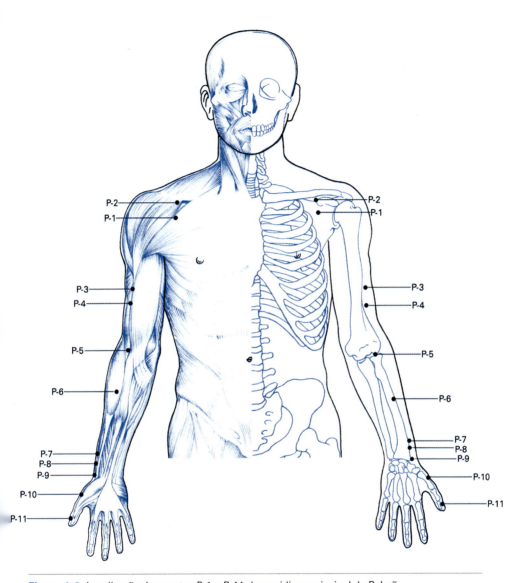

Figura 1-2 Localização dos pontos P-1 a P-11 do meridiano principal do Pulmão.

2 Meridiano principal do Intestino Grosso – *Dachang*

Trajeto externo: tem início na extremidade distal do dedo indicador, segue por sua margem lateral (radial) e, em seguida, pela região dorsal da mão entre o I e o II metacarpos. Percorre a região dorsolateral do antebraço, a extremidade lateral da prega do cotovelo e a região lateral do braço e do ombro, atingindo a região posterossuperior deste, na extremidade lateral da fossa supraespinal. Curva-se em sentido medial e alcança a depressão entre os processos espinhosos das vértebras CVII e TI; daí, segue anteriormente em direção à fossa supraclavicular. Dirige-se em sentido superior pela região lateral do pescoço, contorna o ângulo da boca e prossegue medialmente pelo lábio superior, atravessa a linha mediana anterior do crânio e chega junto ao sulco nasolabial, ao lado da asa do nariz.

Trajeto interno: da fossa supraclavicular segue inferiormente para dentro da cavidade do tórax, penetra no pulmão, atravessa o diafragma e atinge o intestino grosso. Percorre o membro inferior até alcançar distalmente, na perna, o ponto E-37 (*Shangjuxu*).

Conexão com o meridiano do Estômago (*Wei*): do ponto IG-20 (*Yingxiang*), um ramo ascende junto à região lateral do nariz e ao assoalho da órbita; daí, segue até o ângulo medial do olho e curva-se medialmente pela margem infraorbital até atingir o ponto E-1 (*Chengqi*).

Meridiano principal do Intestino Grosso | *Dachang*

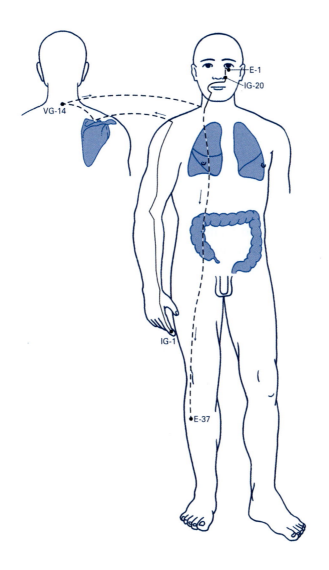

Figura 2-1 Trajetos interno e externo do meridiano principal do Intestino Grosso.

20 pontos

IG-1 (*Shangyang*)
Localização: situa-se a 0,1 *cun* proximal ao ângulo ungueal lateral (radial) do dedo indicador.
Estrutura relacionada: tela subcutânea.
Dermátomo: C7.

IG-2 (*Erjian*)
Localização: na margem lateral (radial) do dedo indicador, na depressão distal à articulação metacarpofalângica, onde há mudança da cor da pele.
Estrutura relacionada: tela subcutânea.
Dermátomo: C7.

IG-3 (*Sanjian*)
Localização: no dorso da mão, na margem lateral do II metacarpo, na depressão proximal à articulação metacarpofalângica.
Músculos relacionados: I interósseo dorsal e adutor do polegar.
Dermátomo: C7.

IG-4 (*Hegu*)
Localização: no dorso da mão, entre o I e o II metacarpos, ao nível do ponto médio do II metacarpo, na saliência muscular quando há adução do polegar.
Músculos relacionados: I interósseo dorsal e adutor do polegar.
Dermátomo: C7.

IG-5 (*Yangxi*)
Localização: na tabaqueira anatômica, ao nível da prega do punho, entre os tendões dos músculos extensor longo e extensor curto do polegar (cuidado com a artéria radial).
Músculos relacionados: extensor longo e extensor curto do carpo.
Dermátomo: C6.

IG-6 (*Pianli*)
Localização: na região dorsolateral (radial) do antebraço, a 3 *cun* proximais ao IG-5 (*Yangxi*), na linha imaginária entre o IG-5 (*Yangxi*) e o IG-11 (*Quchi*).

Músculos relacionados: extensor curto e abdutor longo do polegar.
Dermátomo: C6.

IG-7 (*Wenliu*)
Localização: na região dorsolateral (radial) do antebraço, a 2 *cun* proximais ao IG-6 (*Pianli*), na linha imaginária entre o IG-5 (*Yangxi*) e o IG-11 (*Quchi*).
Músculo relacionado: abdutor longo do polegar (margem lateral [radial]).
Dermátomo: C6.

IG-8 (*Xialian*)
Localização: na região dorsolateral (radial) do antebraço, a 4 *cun* distais ao IG-11 (*Quchi*), na linha imaginária entre o IG-5 (*Yangxi*) e o IG-11 (*Quchi*).
Músculo relacionado: braquiorradial.
Dermátomo: C6.

IG-9 (*Shanglian*)
Localização: na região dorsolateral (radial) do antebraço, a 3 *cun* distais ao IG-11 (*Quchi*), na linha imaginária entre o IG-5 (*Yangxi*) e o IG-11 (*Quchi*).
Músculo relacionado: braquiorradial.
Dermátomo: C6.

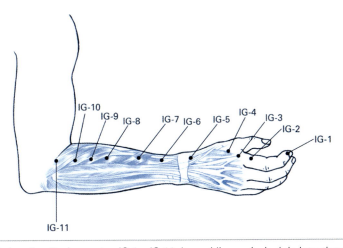

Figura 2-2 Localização dos pontos IG-1 a IG-11 do meridiano principal do Intestino Grosso.

IG-10 (*Shousanli*)
Localização: na região dorsolateral (radial) do antebraço, a 2 *cun* distais ao IG-11 (*Quchi*), na linha imaginária entre o IG-5 (*Yangxi*) e o IG-11 (*Quchi*).
Músculos relacionados: braquiorradial (margem lateral [radial]) e supinador.
Dermátomo: C6.

IG-11 (*Quchi*)
Localização: na extremidade lateral (radial) da prega do cotovelo, com o antebraço em flexão, ou no ponto médio entre o P-5 (*Chize*) e o epicôndilo lateral do úmero.
Músculos relacionados: extensor radial longo do carpo e braquial.
Dermátomo: C6.

IG-12 (*Zhouliao*)
Localização: na margem lateral (radial) do úmero, a 1 *cun* proximal ao IG-11 (*Quchi*).
Músculo relacionado: braquiorradial.
Dermátomo: C6.

IG-13 (*Wuli*)
Localização: na margem lateral (radial) do braço, a 3 *cun* proximais à prega do cotovelo, ao lado da margem lateral do músculo bíceps braquial.
Músculo relacionado: braquial.
Dermátomo: C6.

IG-14 (*Binao*)
Localização: na extremidade distal do músculo deltoide, junto à sua inserção na tuberosidade deltóidea do úmero, a 7 *cun* proximais ao IG-11 (*Quchi*).
Músculo relacionado: deltoide.
Dermátomo: C6.

IG-15 (*Jiangu*)
Localização: situa-se na depressão da parte proximal do músculo deltoide, entre o acrômio e o tubérculo maior do úmero; braço em abdução.
Músculo relacionado: deltoide.
Dermátomo: C6.

IG-16 (*Jugu*)
Localização: situa-se na extremidade lateral da fossa supraespinal, junto à articulação acromioclavicular.
Músculos relacionados: trapézio e supraespinal.
Dermátomo: C6.

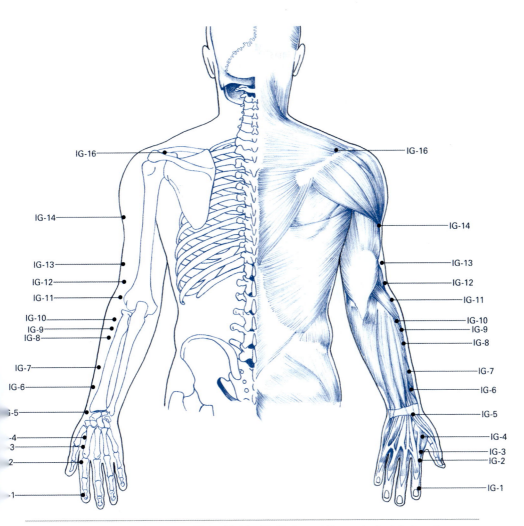

Figura 2-3 Localização dos pontos IG-1 a IG-14 e IG-16 do meridiano principal do Intestino Grosso.

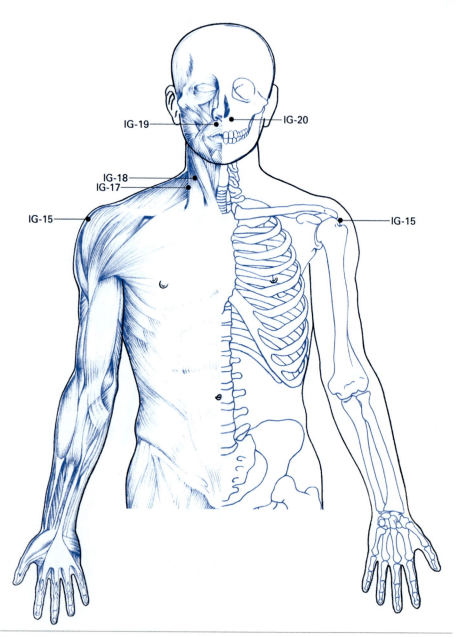

Figura 2-4 Localização dos pontos IG-15 e IG-17 a IG-20 do meridiano principal do Intestino Grosso.

IG-17 (*Tianding*)

Localização: na região cervical lateral, na margem posterior do músculo esternocleidomastóideo, ao nível do arco da cartilagem cricóidea (cuidado com os vasos cervicais).
Músculo relacionado: esternocleidomastóideo.
Dermátomo: C4.

IG-18 (*Futu*)

Localização: na região esternocleidomastóidea, entre as cabeças esternal e clavicular do músculo esternocleidomastóideo, a 3 *cun* laterais à proeminência laríngea da cartilagem tireóidea (cuidado com os vasos cervicais).
Músculo relacionado: esternocleidomastóideo.
Dermátomo: C4.

IG-19 (*Heliao*)

Localização: no lábio superior, a 0,5 *cun* lateral ao filtro, no ponto de união entre o terço superior e o terço médio do filtro, e a 0,5 *cun* lateral a este e ao ponto VG-26 (*Renzhong*).
Músculo relacionado: orbicular da boca.
Sensibilidade da pele: trigeminal (V2).

IG-20 (*Yingxiang*)

Localização: a 0,5 *cun* lateral à asa do nariz, junto à parte medial do sulco nasolabial.
Músculo relacionado: orbicular da boca.
Sensibilidade da pele: trigeminal (V2).

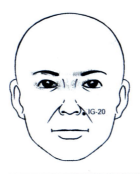

Figura 2-5 Ponto IG-20 do meridiano principal do Intestino Grosso.

2 Meridiano principal do Intestino Grosso

3 Meridiano principal do Estômago – *Wei*

Trajeto externo: desde seu início na região lateral do nariz, passando por assoalho da órbita, ângulo medial do olho e parte central da margem infraorbital, percorre inferior e verticalmente a face, ao nível do centro da pupila até ao lado da asa do nariz. Dirige-se em sentido medial para o filtro do lábio superior, volta-se lateralmente, contornando o ângulo da boca, até atingir o ponto médio do sulco mentolabial, descendo, em seguida, para cerca do ponto médio do corpo da mandíbula. Deste local, um ramo ascende pela região lateral da face, anteriormente à orelha, até atingir a região lateral da cabeça, junto à sutura coronal. Da região do corpo da mandíbula, um outro ramo desce pela parte lateral do pescoço até o espaço entre as duas partes tendíneas do músculo esternocledomastóideo, na base do pescoço. Toma um rumo posterior em direção à ponta do processo espinhoso de CVII, no VG-14 (*Dazhui*), retornando anteriormente até a fossa supraclavicular. Continua em sentido inferior, pela parede do tórax, por uma linha vertical traçada ao nível da papila mamária. Volta-se medialmente e desce pela parede anterior do abdome até a região inguinal. Prossegue em sentido distal pelo membro inferior, passando pela região anterolateral da coxa e da perna e pelo dorso do pé, atingindo a margem lateral do segundo dedo.

Trajeto interno: da fossa supraclavicular, penetra na cavidade do tórax, atravessa o diafragma, entra no estômago, conecta-se com o baço e emerge na região inguinal. Um outro ramo origina-se do E-36 (*Zusanli*), na região anterolateral da perna, segue distalmente para o dorso do pé até atingir a margem lateral do terceiro dedo.

Conexão: no dorso do pé, do E-42 (*Chongyang*), um ramo dirige-se medialmente para conectar-se com o BP-1 (*Yinbai*).

Meridiano principal do Estômago | *Wei*

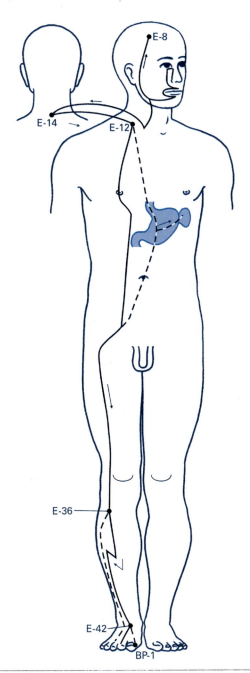

Figura 3-1 Trajetos interno e externo do meridiano principal do Estômago.

45 pontos

E-1 (*Chengqi*)
Localização: entre o bulbo do olho e a margem infraorbital, ao nível do centro da pupila.
Músculo relacionado: oblíquo inferior do bulbo do olho.
Sensibilidade da pele (pálpebra inferior): trigeminal (V2).

E-2 (*Sibai*)
Localização: na face, na linha vertical traçada do centro da pupila, na depressão óssea do forame infraorbital, a 0,3 *cun* abaixo de E-1 (*Chengqi*).
Músculo relacionado: orbicular do olho.
Sensibilidade da pele: trigeminal (V2).

E-3 (*Juliao*)
Localização: no encontro entre a linha imaginária horizontal traçada pela margem inferior da asa do nariz com a linha vertical traçada do centro da pupila, lateralmente ao sulco nasolabial.
Músculos relacionados: levantador do lábio superior e zigomático menor.
Sensibilidade da pele: trigeminal (V2).

E-4 (*Dicang*)
Localização: no encontro entre uma linha horizontal ao nível do ângulo da boca com a linha imaginária vertical traçada do centro da pupila, a 0,4 *cun* lateral ao ângulo da boca.
Músculos relacionados: orbicular da boca e bucinador.
Sensibilidade da pele: trigeminal (V2 e V3).

E-5 (*Daying*)
Localização: na face, a 1,3 *cun* à frente e abaixo do ângulo da mandíbula, na margem anterior do músculo masseter, junto à margem da mandíbula, atrás da artéria e da veia facial.
Músculo relacionado: masseter.
Sensibilidade da pele: trigeminal (V3).

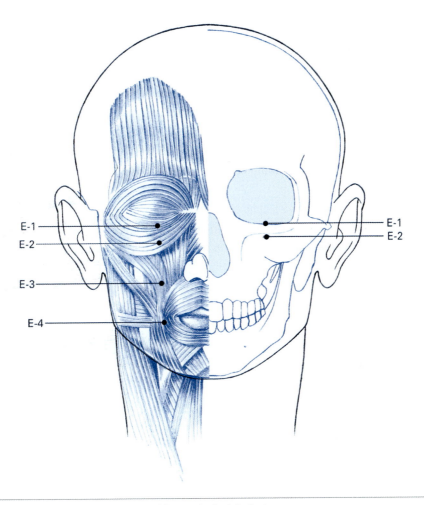

Figura 3-2 Pontos E-1 a E-4 do meridiano principal do Estômago.

E-6 (*Jiache*)

Localização: no músculo masseter, na depressão situada a 1 *cun* acima e adiante do ângulo da mandíbula (o masseter torna-se proeminente ao cerrar os dentes).
Músculo relacionado: masseter.
Sensibilidade da pele: trigeminal (V3).
Dermátomo: C1.

E-7 (*Xiaguan*)

Localização: na depressão entre o arco zigomático (acima) e a incisura da mandíbula (abaixo), à frente da cabeça da mandíbula, junto à margem posterior do masseter.
Músculo relacionado: masseter.
Sensibilidade da pele: trigeminal (V3).

E-8 (*Touwei*)

Localização: na fronte, a 0,5 *cun* acima do ângulo formado entre as implantações horizontal e vertical do cabelo e a 4,5 *cun* laterais ao ponto VG-24 (*Shenting*).
Músculo relacionado: temporal.
Sensibilidade da pele: trigeminal (V1 e V2).

E-9 (*Renying*)

Localização: a 1,5 *cun* lateral à proeminência laríngea da cartilagem tireóidea, lateralmente à artéria carótida comum, junto à margem anterior do músculo esternocleidomastóideo (puntuar com cuidado).
Músculos relacionados: platisma e esternocleidomastóideo.
Dermátomo: C4.

E-10 (*Shuitu*)

Localização: na margem anterior do músculo esternocleidomastóideo, no ponto médio entre os pontos E-9 (*Renying*) e E-11 (*Qishe*).
Músculo relacionado: esternocleidomastóideo.
Dermátomos: C4 e C5.

E-11 (*Qishe*)

Localização: na margem superior da extremidade esternal da clavícula, entre as duas cabeças, esternal e clavicular do músculo esternocleidomastóideo, verticalmente ao ponto E-9 (*Renying*).

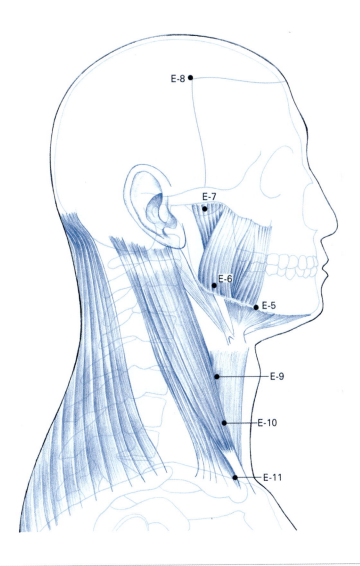

Figura 3-3 Pontos E-5 a E-11 do meridiano principal do Estômago.

Músculo relacionado: esterno-hióideo.
Dermátomos: C4 e C5.

E-12 (*Quepen*)
Localização: na fossa supraclavicular, junto à margem superior da clavícula, ao nível da linha mamilar (no homem), a 4 *cun* laterais à linha mediana anterior.
Músculos relacionados: platisma e omo-hióideo.
Dermátomo: C5.

E-13 (*Qihu*)
Localização: situa-se abaixo e rente ao corpo da clavícula, na linha mamilar, a 4 *cun* laterais à linha mediana anterior.
Músculo relacionado: peitoral maior.
Dermátomo: C5.

E-14 (*Kufang*)
Localização: na linha mamilar, no I espaço intercostal, a 4 *cun* laterais à linha mediana anterior.
Músculos relacionados: peitoral maior e intercostal externo.
Dermátomo: T1.

E-15 (*Wuyi*)
Localização: na linha mamilar, no II espaço intercostal, a 4 *cun* laterais à linha mediana anterior.
Músculos relacionados: peitoral maior, peitoral menor e intercostal externo.
Dermátomo: T2.

E-16 (*Yingchuang*)
Localização: na linha mamilar, no III espaço intercostal, a 4 *cun* laterais à linha mediana anterior.
Músculos relacionados: peitoral maior, peitoral menor e intercostal externo.
Dermátomo: T3.

E-17 (*Ruzhong*)
Localização: no centro do mamilo, no IV espaço intercostal, a 4 *cun* laterais à linha mediana anterior.

Músculos relacionados: peitoral maior, peitoral menor e intercostal externo.
Dermátomo: T4.

E-18 (*Rugen*)
Localização: na linha mamilar, no V espaço intercostal, a 4 *cun* laterais à linha mediana anterior.
Músculos relacionados: peitoral maior, oblíquo externo do abdome e intercostal externo.
Dermátomo: T5.

E-19 (*Burong*)
Localização: próximo à margem costal, ao nível da VII articulação costocondral, a 2 *cun* laterais da linha mediana anterior, a 6 *cun* acima do umbigo e ao nível do VC-14 (*Juque*).
Músculo relacionado: reto do abdome.
Dermátomos: T6 e T7.

E-20 (*Chengman*)
Localização: situa-se junto à margem costal, a 5 *cun* acima do umbigo e a 2 *cun* laterais da linha mediana anterior, ao nível do VC-13 (*Shangwan*).
Músculo relacionado: reto do abdome.
Dermátomo: T7.

E-21 (*Liangmen*)
Localização: a 4 *cun* acima do umbigo e a 2 *cun* laterais da linha mediana anterior, ao nível do VC-12 (*Zhongwan*).
Músculo relacionado: reto do abdome.
Dermátomo: T8.

E-22 (*Guanmen*)
Localização: situa-se a 3 *cun* acima do umbigo, a 2 *cun* laterais da linha mediana anterior, ao nível de VC-11 (*Jianli*).
Músculo relacionado: reto do abdome.
Dermátomos: T8 e T9.

E-23 (*Taiyi*)

Localização: situa-se a 2 *cun* acima do umbigo, a 2 *cun* laterais da linha mediana anterior, ao nível de VC-10 (*Xiawan*).
Músculo relacionado: reto do abdome.
Dermátomo: T9.

E-24 (*Huaroumen*)

Localização: situa-se a 1 *cun* acima do umbigo, a 2 *cun* laterais da linha mediana anterior, ao nível de VC-9 (*Shuifen*).
Músculo relacionado: reto do abdome.
Dermátomo: T10.

E-25 (*Tianshu*)

Localização: a 2 *cun* laterais da linha mediana anterior, ao nível do umbigo.
Músculo relacionado: reto do abdome.
Dermátomo: T10.

E-26 (*Wailing*)

Localização: a 1 *cun* abaixo do umbigo e a 2 *cun* laterais da linha mediana anterior, ao nível do VC-7 (*Yinjiao*).
Músculo relacionado: reto do abdome.
Dermátomo: T10.

E-27 (*Daju*)

Localização: a 2 *cun* abaixo do umbigo e a 2 *cun* laterais da linha mediana anterior, ao nível do VC-5 (*Shimen*).
Músculo relacionado: reto do abdome.
Dermátomo: T11.

E-28 (*Shuidao*)

Localização: a 3 *cun* abaixo do umbigo e a 2 *cun* laterais da linha mediana anterior, ao nível do VC-4 (*Guanyuan*).
Músculo relacionado: reto do abdome.
Dermátomo: T11.

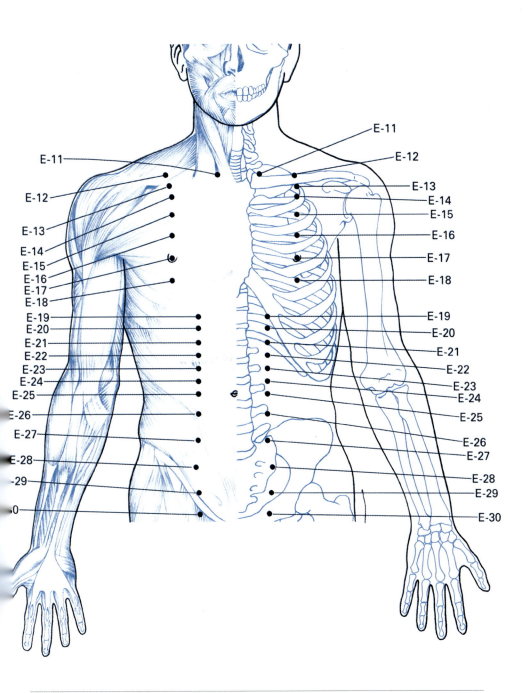

Figura 3-4 Localização dos pontos E-11 a E-30 do meridiano principal do Estômago.

3 Meridiano principal do Estômago

E-29 (*Guilai*)
Localização: a 4 *cun* abaixo do umbigo e a 2 *cun* laterais da linha mediana anterior, ao nível do VC-3 (*Zhongji*).
Músculo relacionado: reto do abdome.
Dermátomo: T12.

E-30 (*Qichong*)
Localização: a 2 *cun* laterais da linha mediana anterior, ao nível da margem superior da sínfise púbica e do ponto VC-2 (*Qugu*), acima do sulco inguinal (cuidado com os vasos femorais e o funículo espermático).
Músculo e estrutura relacionados: oblíquo externo do abdome (ligamento inguinal) e fáscia lata.
Dermátomos: T12 e L1.

E-31 (*Biguan*)
Localização: na intersecção entre a linha vertical que desce da espinha ilíaca anterossuperior e uma linha horizontal que passa pela margem inferior da sínfise púbica.
Músculo relacionado: reto femoral.
Dermátomos: L1 e L2.

E-32 (*Futu*)
Localização: na linha que une a espinha ilíaca anterossuperior ao ponto E-35 (*Dubai*), a 6 *cun* proximais à base da patela.
Músculos relacionados: reto femoral e vasto lateral.
Dermátomo: L3.

E-33 (*Yinshi*)
Localização: a 3 *cun* proximais ao ângulo superolateral da patela, entre os músculos reto femoral e vasto lateral.
Músculos relacionados: reto femoral e vasto lateral.
Dermátomos: L3 e L4.

E-34 (*Liangqiu*)
Localização: a 2 *cun* proximais ao ângulo superolateral da patela, entre os músculos reto femoral e vasto lateral, com o joelho estendido.
Músculos relacionados: reto femoral e vasto lateral.
Dermátomo: L4.

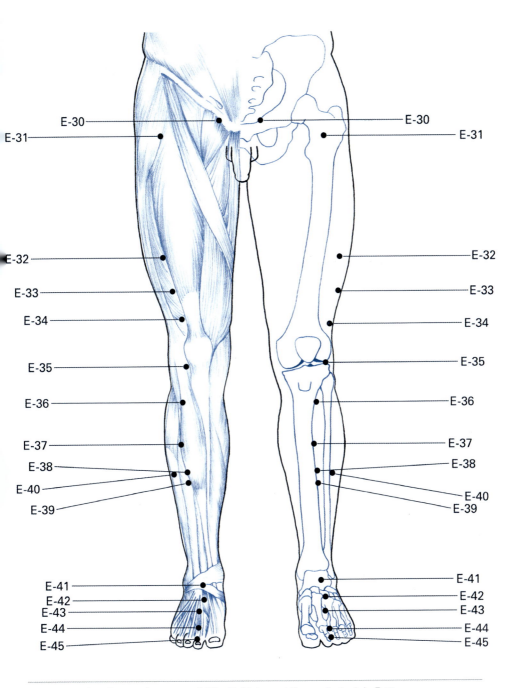

Figura 3-5 Localização dos pontos E-30 a E-45 do meridiano principal do Estômago.

E-35 (*Dubai*)
Localização: com o joelho fletido, numa depressão ao lado do ápice da patela e do ligamento da patela, ao nível da linha articular do joelho.
Estrutura relacionada: retináculo lateral da patela.
Dermátomo: L4.

E-36 (*Zusanli*)
Localização: a 3 *cun* distais ao ápice da patela e a 1 *cun* lateral à margem anterior da tíbia.
Músculos relacionados: tibial anterior e extensor longo dos dedos.
Dermátomo: L4.

E-37 (*Shangjuxu*)
Localização: a 3 *cun* distais ao ponto E-36 (*Zusanli*), na mesma linha vertical, e a 1 *cun* lateral à margem anterior da tíbia.
Músculo relacionado: tibial anterior.
Dermátomos: L4 e L5.

E-38 (*Tiaokou*)
Localização: a 2 *cun* distais ao E-37 (*Shangjuxu*), na mesma linha vertical, e a 1 *cun* lateral à margem anterior da tíbia, no centro da região anterolateral da perna (ponto médio entre os pontos E-35 [*Dubai*] e E-41 [*Jiexi*]).
Músculo relacionado: tibial anterior.
Dermátomos: L4 e L5.

E-39 (*Xiajuxu*)
Localização: a 1 *cun* distal ao E-38 (*Tiaokou*), na mesma linha vertical, a 1 *cun* lateral à margem anterior da tíbia.
Músculos relacionados: tibial anterior e extensor longo dos dedos.
Dermátomo: L5.

E-40 (*Fenglong*)
Localização: no centro da região anterolateral da perna, a 1 *cun* lateral ao E-38 (*Tiaokou*).

Músculos relacionados: extensor longo dos dedos e fibulares (longo e curto).
Dermátomo: L5.

E-41 (*Jiexi*)
Localização: no tornozelo, ao nível da articulação talocrural, na depressão entre os tendões dos músculos extensor longo do hálux e extensor longo dos dedos.
Músculos relacionados: extensor longo do hálux e extensor longo dos dedos.
Dermátomo: L5.

E-42 (*Chongyang*)
Localização: na parte mais saliente do dorso do pé, a 1,5 *cun* distal ao E-41 (*Jiexi*), lateral à artéria dorsal do pé.
Músculos relacionados: extensor longo dos dedos e extensor curto do hálux.
Dermátomo: L5.

E-43 (*Xiangu*)
Localização: no sulco existente entre os II e III metatarsos e a 1 *cun* proximal às articulações metatarsofalângicas.
Músculos relacionados: extensor longo dos dedos, extensor curto dos dedos e II interósseo dorsal.
Dermátomo: L5.

E-44 (*Neiting*)
Localização: entre as bases das falanges proximais dos segundo e terceiro dedos do pé, distais às articulações metatarsofalângicas.
Músculos relacionados: extensor longo dos dedos, extensor curto dos dedos e II interósseo dorsal.
Dermátomo: L5.

E-45 (*Lidui*)
Localização: a 0,1 *cun* proximal ao ângulo ungueal lateral do segundo dedo do pé.
Estrutura relacionada: tela subcutânea.
Dermátomo: L5.

4 Meridiano principal do Baço-Pâncreas – *Pi*

Trajeto externo: da região medial do hálux, no pé, passa anteriormente ao maléolo medial e, em seguida, região medial da perna e da coxa, até atingir a região inguinal. Desta, volta-se medialmente para a linha mediana do abdome, onde conecta-se com o VC-3 (*Zhongji*) e o VC-4 (*Quanyuan*), respectivamente. Volta-se para a região anterolateral do abdome, ultrapassando a região do umbigo, de onde novamente alcança a linha mediana no VC-10 (*Xiawan*). Deste ponto ao B-16 (*Fuai*), segue para a região lateral da parede do tórax até o nível do II espaço intercostal. Desce medialmente até o VI espaço intercostal, na linha axilar média.

Trajeto interno: do VC-10 (*Xiawan*), um ramo penetra a cavidade do abdome, conecta-se com o baço, o pâncreas e o estômago, atravessa o diafragma, indo para o coração, onde se une ao meridiano deste. Do BP-20 (*Zhourong*), outro ramo sobe pelo tórax, passando pelo P-1 (*Zhongfu*), aprofunda-se medialmente, acompanha o esôfago e a faringe, alcançando a raiz da língua.

Meridiano principal do Baço-Pâncreas | *Pi*

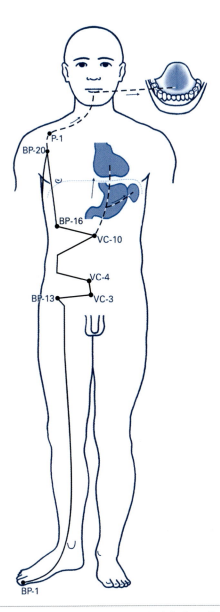

Figura 4-1 Trajetos interno e externo do meridiano principal do Baço-Pâncreas.

21 pontos

BP-1 (*Yinbai*)
Localização: a 0,1 *cun* proximal ao ângulo ungueal medial do hálux.
Estrutura relacionada: tela subcutânea.
Músculo relacionado: abdutor do hálux.
Dermátomo: L4.

BP-2 (*Dadu*)
Localização: na margem medial do hálux, na depressão distal à articulação metatarsofalângica, na linha de mudança da coloração da pele, entre as regiões dorsal e plantar do pé.
Músculo relacionado: abdutor do hálux.
Dermátomo: L4.

BP-3 (*Taibai*)
Localização: margem medial do pé, na depressão proximal à articulação metatarsofalângica, na linha de mudança da coloração da pele, entre as regiões dorsal e plantar do pé.
Músculo relacionado: abdutor do hálux.
Dermátomo: L4.

BP-4 (*Gongsun*)
Localização: margem medial do pé, na depressão distal à base do I metatarso, a 1 *cun* posterior ao ponto BP-3 (*Taibai*), na linha de mudança da coloração da pele, entre as regiões dorsal e plantar do pé.
Músculo relacionado: abdutor do hálux.
Dermátomo: L4.

BP-5 (*Shangqiu*)
Localização: no ponto de intersecção entre uma linha vertical que passa pela margem anterior do maléolo medial e uma horizontal que tangencia a margem inferior deste maléolo; na depressão entre os tendões dos músculos tibial anterior e tibial posterior.
Músculos relacionados: tibial anterior e tibial posterior.
Dermátomo: L4.

BP-6 (*Sanyinjiao*)

Localização: a 3 *cun* proximais à parte mais saliente do maléolo medial, logo atrás da margem medial da tíbia.
Músculo relacionado: flexor longo dos dedos.
Dermátomo: L4.

BP-7 (*Lougu*)

Localização: a 3 *cun* proximais ao BP-6 (*Sanyinjiao*), logo atrás da margem medial da tíbia.
Músculo relacionado: flexor longo dos dedos.
Dermátomo: L3.

BP-8 (*Diji*)

Localização: situa-se logo atrás da margem medial da tíbia, a 3 *cun* distais ao BP-9 (*Yinlingquan*) e a 5 *cun* distais à linha articular do joelho.
Músculo relacionado: flexor longo dos dedos.
Dermátomo: L3.

BP-9 (*Yinlingquan*)

Localização: na região de transição entre a margem medial e o côndilo medial da tíbia, em uma depressão entre a margem medial da tíbia e o músculo gastrocnêmio.
Músculo relacionado: gastrocnêmio.
Dermátomo: L3.

BP-10 (*Xuehai*)

Localização: na região inferior e medial da coxa, a 2 *cun* proximais à base da patela e do seu ângulo superomedial. Na saliência do músculo vasto medial e medialmente ao músculo reto femoral.
Músculo relacionado: vasto medial.
Dermátomo: L3.

BP-11 (*Jimen*)

Localização: na face medial da coxa, a 6 *cun* proximais ao BP-10 (*Xuehai*), na margem lateral do músculo sartório.
Músculos relacionados: sartório e vasto medial.
Dermátomos: L2 e L3.

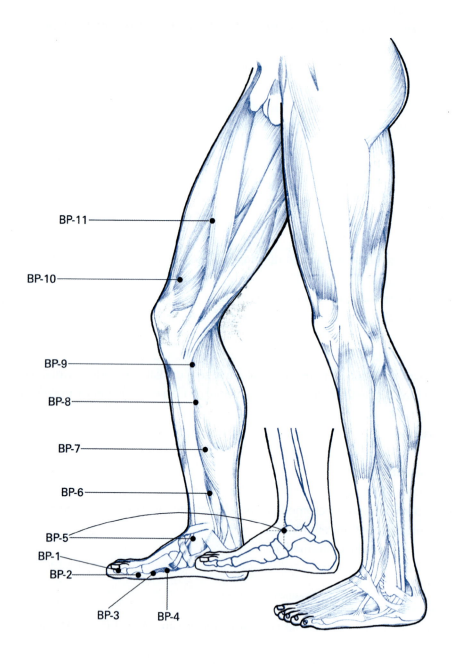

Figura 4-2 Localização dos pontos BP-1 a BP-11 do meridiano principal do Baço-Pâncreas.

BP-12 (*Chongmen*)
Localização: na face medial da coxa, a 3,5 *cun* laterais à linha mediana anterior, ao nível da margem superior da sínfise púbica, na mesma linha horizontal do VC-2 (*Qugu*) (cuidado com a artéria femoral).
Estruturas relacionadas: tela subcutânea e fáscia lata.
Dermátomo: L1.

BP-13 (*Fushe*)
Localização: a 1 *cun* acima do BP-12 (*Chongmen*), a 4 *cun* laterais à linha mediana anterior, ao nível do VC-3 (*Zhongji*).
Músculos relacionados: oblíquo externo do abdome e oblíquo interno do abdome.
Dermátomo: T12.

BP-14 (*Fujie*)
Localização: na região anterolateral do abdome, a 3 *cun* acima do ponto BP-13 (*Fushe*), na mesma linha vertical e a 4 *cun* laterais da linha mediana anterior, no prolongamento da linha mamilar.
Músculos relacionados: oblíquos externo e interno do abdome e transverso do abdome.
Dermátomo: T11.

BP-15 (*Daheng*)
Localização: a 4 *cun* laterais ao umbigo e a 2 *cun* laterais ao ponto E-25 (*Tianshu*), no prolongamento da linha mamilar.
Músculo relacionado: oblíquos externo e interno do abdome e transverso do abdome.
Dermátomo: T10.

BP-16 (*Fuai*)
Localização: a 3 *cun* acima do ponto BP-15 (*Daheng*) e a 4 *cun* laterais à linha mediana anterior, ao nível do VC-11 (*Jianli*), no prolongamento da linha mamilar.
Músculos relacionados: oblíquos externo e interno do abdome e transverso do abdome.
Dermátomo: T8.

BP-17 (*Shidou*)
Localização: no V espaço intercostal, a 6 *cun* laterais à linha mediana, ao nível horizontal da articulação xifoesternal.

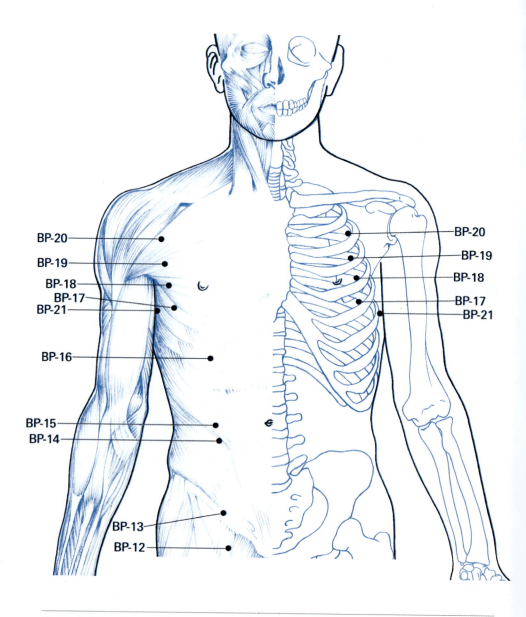

Figura 4-3 Localização dos pontos BP-12 a BP-21 do meridiano principal do Baço-Pâncreas.

Músculos relacionados: oblíquo externo do abdome, serrátil anterior e intercostais.
Dermátomo: T5.

BP-18 (*Tianxi*)
Localização: no IV espaço intercostal e a 6 *cun* laterais à linha mediana anterior.
Músculos relacionados: peitoral maior, serrátil anterior e intercostais.
Dermátomo: T4.

BP-19 (*Xiongxiang*)
Localização: no III espaço intercostal e a 6 *cun* laterais à linha mediana.
Músculos relacionados: peitoral maior, serrátil anterior e intercostais.
Dermátomo: T3.

BP-20 (*Zhourong*)
Localização: no II espaço intercostal e a 6 *cun* laterais à linha mediana anterior.
Músculos relacionados: peitorais maior e menor, serrátil anterior e intercostais.
Dermátomo: T2.

BP-21 (*Dabao*)
Localização: na linha axilar média, no VI espaço intercostal e a 3 *cun* abaixo do VB-22 (*Yuanye*).
Músculos relacionados: serrátil anterior e intercostais.
Dermátomo: T6.

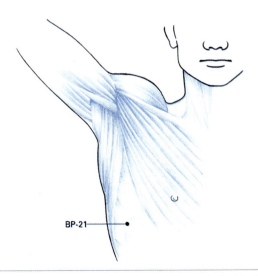

Figura 4-4 Localização do ponto BP-21 do meridiano principal do Baço-Pâncreas.

5 Meridiano principal do Coração – *Xin*

Trajeto interno: a partir do coração originam-se três ramos:
- um ramo desce, atravessando o diafragma, e conecta-se com o intestino delgado;
- outro sobe pelo pescoço, até atingir os olhos;
- um terceiro dirige-se lateralmente, ultrapassando os pulmões, e chega à região axilar.

Trajeto externo: da região axilar, percorre distalmente a região medial do braço e do antebraço e a região hipotênar na palma da mão, atingindo o dedo mínimo em sua parte lateral (radial), junto à unha. Desta, conecta-se com o canal do intestino delgado, que tem início no lado medial (ulnar) do dedo mínimo.

Meridiano principal do Coração | *Xin*

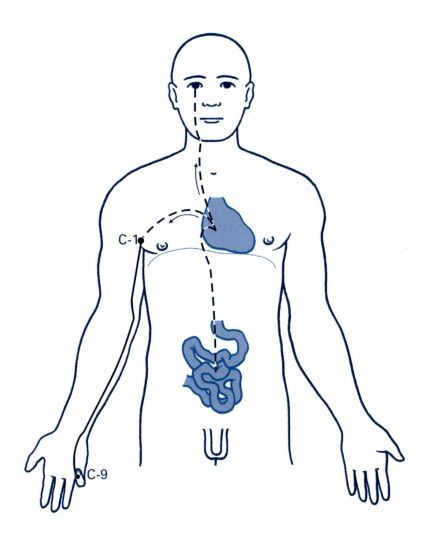

Figura 5-1 Trajetos interno e externo do meridiano principal do Coração.

9 pontos

C-1 (*Jiquan*)
Localização: no ápice da axila, medialmente à artéria axilar.
Estruturas relacionadas: tela subcutânea e fáscia da axila.
Dermátomo: T1.

C-2 (*Qingling*)
Localização: na face medial do braço, no sulco entre os músculos bíceps braquial e braquial, a 3 *cun* proximais ao ponto C-3 (*Shaohai*) (cuidado com o feixe vasculonervoso). Preferível moxa.
Estruturas relacionadas: tela subcutânea e fáscia do braço.
Dermátomo: T1.

C-3 (*Shaohai*)
Localização: na extremidade medial (ulnar) da prega do cotovelo, com o antebraço fletido; no ponto médio entre o epicôndilo medial do úmero e o CS-3 (*Quze*).
Músculo relacionado: pronador redondo.
Dermátomo: T1.

C-4 (*Lingdao*)
Localização: na região anteromedial (ulnar) do antebraço, a 1,5 *cun* proximal à prega do punho e ao C-7 (*Shenmen*), lateralmente (radial) ao tendão do músculo flexor ulnar do carpo.
Músculo relacionado: pronador quadrado (cuidado com os vasos ulnares e o nervo ulnar).
Dermátomo: C8.

C-5 (*Tongli*)
Localização: na região anteromedial (ulnar) do antebraço, a 1 *cun* proximal à prega distal do punho e ao C-7 (*Shenmen*), lateralmente (radial) ao tendão do músculo flexor ulnar do carpo.
Músculo relacionado: pronador quadrado (cuidado com os vasos ulnares e o nervo ulnar).
Dermátomo: C8.

C-6 (*Yinxi*)

Localização: na região anteromedial (ulnar) do antebraço, a 0,5 *cun* proximal à prega distal do pulso e ao C-7 (*Shenmen*), lateralmente (radial) ao tendão do músculo flexor ulnar do carpo.
Estruturas relacionadas: músculo flexor ulnar do carpo, artéria ulnar e nervo ulnar.
Dermátomo: C8.

C-7 (*Shenmen*)

Localização: na prega distal do pulso, proximal ao osso pisiforme e lateralmente (radial) ao tendão do músculo flexor ulnar do carpo.
Estruturas relacionadas: músculo flexor ulnar do carpo, artéria ulnar e nervo ulnar.
Dermátomo: C8.

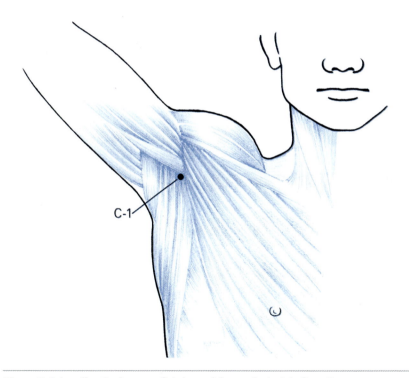

Figura 5-2 Localização do ponto C-1 do meridiano principal do Coração.

C-8 (*Shaofu*)

Localização: na palma da mão, entre o IV e o V metacarpo, proximal às suas cabeças e junto à prega transversa distal da palma da mão.
Músculos relacionados: lumbricais e interósseos palmares.
Dermátomo: C8.

C-9 (*Shaochong*)

Localização: a 0,1 *cun* proximal ao ângulo ungueal lateral (radial) do dedo mínimo.
Estrutura relacionada: tela subcutânea.
Dermátomo: C8.

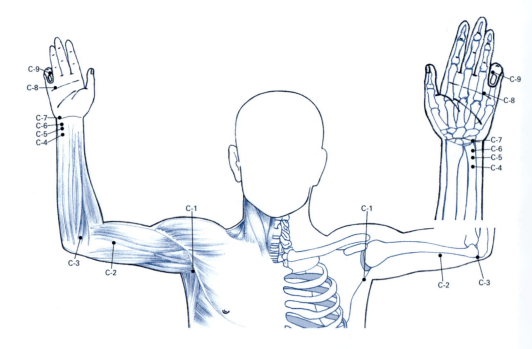

Figura 5-3 Localização dos pontos C-1 a C-9 do meridiano principal do Coração.

Meridiano principal do Intestino Delgado – *Xiaochang*

Trajeto externo: inicia-se no lado medial (ulnar) do dedo mínimo, junto à unha, percorre em direção proximal pelas regiões dorsomedial da mão e posteromedial do antebraço, passa entre o epicôndilo medial do úmero e o olécrano da ulna, segue pela região posteromedial do braço até a posterior do ombro. Daí, volta-se medialmente em direção ao pescoço, atingindo a região da ponta do processo espinhoso da vértebra CVII (VG-14 [*Dazhui*]). Segue anteriormente em direção à fossa supraclavicular, atingindo o E-12 (*Quepen*). Sobe pela região lateral do pescoço e na altura da mandíbula, e curva-se medialmente até junto ao osso zigomático. Deste local, um ramo sobe até o ângulo medial do olho, onde conecta-se com o meridiano da bexiga no B-1 (*Yinbai*), enquanto o outro alcança o ângulo lateral do olho, volta-se posteriormente, terminando à frente da orelha.

Trajeto interno: da fossa supraclavicular (E-12 [*Quepen*]), penetra pela cavidade do tórax, atingindo o coração, atravessa o diafragma, chega ao estômago para, em seguida, ramificar-se no intestino delgado. Daí percorre pela coxa e perna, emergindo na região anterolateral da perna no E-39 (*Xiajuxu*).

Meridiano principal do Intestino Delgado | *Xiaochang*

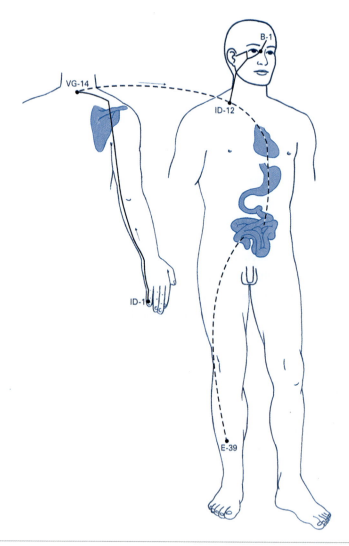

Figura 6-1 Trajetos interno e externo do meridiano principal do Intestino Delgado.

19 pontos

ID-1 (*Shaoze*)
Localização: a 0,1 *cun* proximal ao ângulo ungueal medial (ulnar) do dedo mínimo.
Estrutura relacionada: tela subcutânea.
Dermátomo: C8.

ID-2 (*Qiangu*)
Localização: na margem medial (ulnar) do dedo mínimo, na depressão distal à articulação metacarpofalângica e na mudança de cor da pele.
Estrutura relacionada: tela subcutânea.
Dermátomo: C8.

ID-3 (*Houxi*)
Localização: na margem medial (ulnar) da mão, na depressão proximal à articulação metacarpofalângica e na extremidade medial da prega distal da palma da mão.
Músculo relacionado: abdutor do dedo mínimo.
Dermátomo: C8.

ID-4 (*Wangu*)
Localização: na margem medial (ulnar) da mão, no sulco existente entre a base do V metacarpo e o osso hamato.
Músculo relacionado: abdutor do dedo mínimo.
Dermátomo: C8.

ID-5 (*Yanggu*)
Localização: na margem medial (ulnar) do punho, no sulco entre o processo estiloide da ulna e o osso piramidal, à frente do tendão do músculo extensor ulnar do carpo.
Estrutura relacionada: ligamento colateral ulnar do carpo.
Dermátomo: C8.

ID-6 (*Yanglao*)
Localização: na região posterior e distal do antebraço e sobre a ulna, a 1 *cun* proximal ao processo estiloide da ulna, no sulco entre a ulna e o tendão do músculo extensor ulnar do carpo.

Músculo relacionado: extensor ulnar do carpo.
Dermátomo: C8.

ID-7 (*Zhizheng*)

Localização: na margem posterior da ulna e a 5 *cun* proximais ao ID-5 (*Yanggu*).
Músculo relacionado: extensor ulnar do carpo.
Dermátomo: C8.

ID-8 (*Xiaohai*)

Localização: no cotovelo, junto ao sulco do nervo ulnar, entre o olécrano e o epicôndilo medial do úmero. Cuidado com o nervo ulnar.
Estrutura relacionada: tela subcutânea.
Dermátomo: C8.

ID-9 (*Jianzhen*)

Localização: a 1 *cun* acima da prega axilar posterior.
Músculos relacionados: deltoide e redondo maior.
Dermátomo: C8.

ID-10 (*Naoshu*)

Localização: na linha vertical que passa pelo ID-9 (*Jianzhen*), tangente e abaixo da margem inferior da espinha da escápula.
Músculos relacionados: deltoide e infraespinal.
Dermátomo: C7.

ID-11 (*Tianzong*)

Localização: na fossa infraespinal ao nível do processo espinhoso da vértebra TIV; no ponto de união entre os terços superior e médio de uma linha oblíqua que une o ponto médio da espinha da escápula com o ângulo inferior da escápula.
Músculo relacionado: infraespinal.
Dermátomo: T1.

ID-12 (*Bingfeng*)

Localização: no centro da fossa supraespinal e na vertical com o ponto ID-11 (*Tianzong*).
Músculos relacionados: trapézio e supraespinal.
Dermátomo: C6.

ID-13 (*Quyuan*)
Localização: na extremidade medial da fossa supraespinal e no ponto médio da linha que une ID-10 (*Naoshu*) com o processo espinhoso da vértebra TII.
Músculos relacionados: trapézio e supraespinal.
Dermátomos: C6 e C7.

ID-14 (*Jianwaishu*)
Localização: no encontro da linha vertical que passa pela margem medial da escápula com a horizontal ao nível da ponta do processo espinhoso da vértebra TI.
Músculos relacionados: trapézio e romboide menor.
Dermátomo: C8.

ID-15 (*Jianzhongshu*)
Localização: a 2 *cun* laterais da ponta do processo espinhoso da vértebra CVII.
Músculo relacionado: trapézio.
Dermátomos: C7 e C8.

ID-16 (*Tianchuang*)
Localização: na margem posterior do músculo esternocleidomastóideo, ao nível da incisura superior da cartilagem tireoide, atrás e ao nível do IG-18 (*Quanliao*).
Músculos relacionados: trapézio e levantador da escápula.
Dermátomo: C4.

ID-17 (*Tianrong*)
Localização: na depressão entre a margem anterior do músculo esternocleidomastóideo e o ângulo da mandíbula (cuidado com o plexo vasculonervoso).
Músculos relacionados: estilo-hióideo e ventre posterior do músculo digástrico.
Dermátomo: C3.

ID-18 (*Quanliao*)
Localização: na linha vertical que passa pela margem lateral da órbita e na depressão logo abaixo da face lateral do osso zigomático.
Músculo relacionado: zigomático menor.
Sensibilidade da pele: trigeminal (V2).

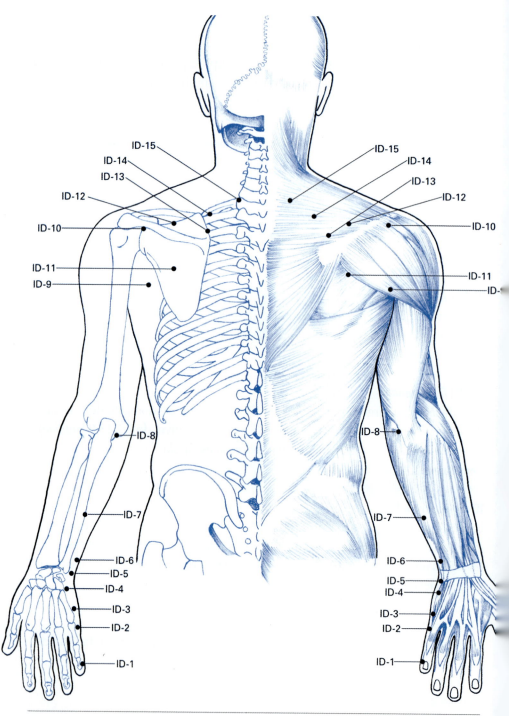

Figura 6-2 Localização dos pontos ID-1 a ID-15 do meridiano principal do Intestino Delgado.

ID-19 (*Tinggong*)

Localização: no sulco que se forma, quando a boca está aberta, entre o trago da orelha e a cabeça da mandíbula.
Estrutura relacionada: glândula parótida.
Sensibilidade da pele: trigeminal (V3).

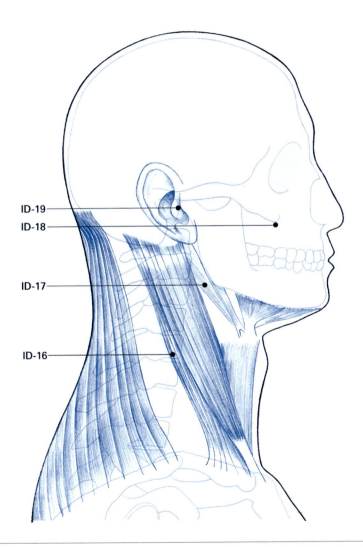

Figura 6-3 Localização dos pontos ID-16 a ID-19 do meridiano principal do Intestino Delgado.

7 Meridiano principal da Bexiga – *Pangguang*

Trajeto externo: tem origem no ângulo medial do olho, subindo em paralelo à linha mediana da cabeça. Direciona-se medialmente para atingir esta mesma linha no VG-20 (*Baihui*). Deste ponto, emite dois ramos, um que se dirige lateralmente para atingir o meridiano da Vesícula Biliar no VB-8 (*Shuaigu*), e outro que sobe lateralmente, retornando ao próprio meridiano da Bexiga no B-8 (*Luoque*). Deste, contorna a parte posterior da cabeça e chega à nuca no B-10 (*Tianzhu*). Daí, originam-se dois ramos, sendo um medial e outro lateral. O medial, após atingir o processo espinhoso da vértebra CVII, desce paralelamente a 1,5 *cun* da linha mediana até a região sacral e glútea. Prossegue pela parte posterior da coxa até a fossa poplítea, onde se conecta com o ramo lateral. O ramo lateral desce a 3 *cun* da linha mediana até a região sacral e glútea, segue pela parte posterior da coxa e da perna, por trás do maléolo lateral e pela margem lateral do pé, até atingir o dedo mínimo, onde se conecta com o meridiano do Rim.

Trajeto interno: da extremidade superior da cabeça (VG-20 [*Baihui*]) para o cérebro. Da região lombar (B-23 [*Shenshu*]) para o rim e a bexiga.

Meridiano principal da Bexiga | *Pangguang*

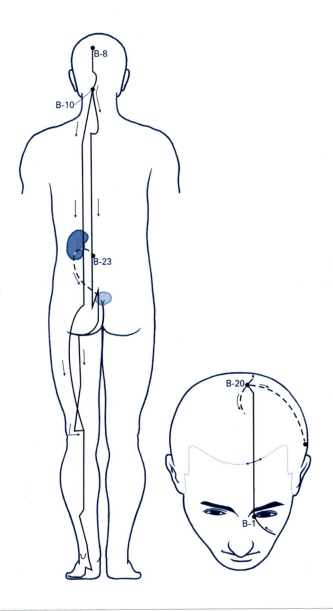

Figura 7-1 Trajetos interno e externo do meridiano principal da Bexiga.

67 pontos

B-1 (*Jingming*)
Localização: na margem medial da órbita, a 0,1 *cun* medial e superior ao ângulo medial do olho.
Músculo relacionado: orbicular do olho.
Sensibilidade da pele: trigeminal (V1).

B-2 (*Zanzhu*)
Localização: na extremidade medial do supercílio, na incisura frontal.
Músculo relacionado: orbicular do olho.
Sensibilidade da pele: trigeminal (V1).

B-3 (*Neichong*)
Localização: na região frontal, na linha vertical com o ponto B-2 (*Zanzhu*), a 0,5 *cun* acima da linha de implantação horizontal do cabelo na fronte e a 0,5 *cun* da linha mediana, entre o VG-24 (*Shenting*) e o B-4 (*Quchai*).
Músculo relacionado: occipitofrontal.
Sensibilidade da pele: trigeminal (V1).

B-4 (*Quchai*)
Localização: na região frontal, a 1,5 *cun* lateral à linha mediana onde se localiza o VG-24 (*Shenting*), e a 1 *cun* lateral ao B-3 (*Neichong*).
Músculo relacionado: occipitofrontal.
Sensibilidade da pele: trigeminal (V1).

B-5 (*Wuchu*)
Localização: na região frontal, a 1 *cun* acima da linha de implantação horizontal do cabelo na fronte e a 1,5 *cun* lateral à linha mediana, ao nível do VG-23 (*Shangxing*).
Músculo relacionado: occipitofrontal.
Sensibilidade da pele: trigeminal (V1).

B-6 (*Chengguang*)
Localização: na região frontal, a 1,5 *cun* posterior ao B-5 (*Wuchu*) e a 1,5 *cun* lateral à linha mediana.
Músculo relacionado: occipitofrontal (aponeurose epicrânica).
Sensibilidade da pele: trigeminal (V1).

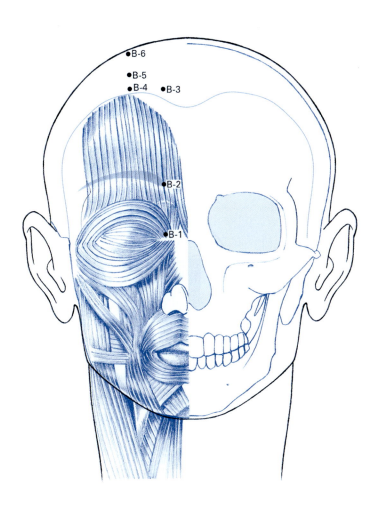

Figura 7-2 Localização dos pontos B-1 a B-6 do meridiano principal da Bexiga.

B-7 (*Tongtian*)

Localização: na região parietal, a 1,5 *cun* posterior ao B-6 (*Chengguang*) e a 1,5 *cun* lateral à linha mediana.
Músculo relacionado: occipitofrontal (aponeurose epicrânica).
Sensibilidade da pele: trigeminal (V1).
Dermátomo: C2.

B-8 (*Luoque*)

Localização: na região parietal, a 1,5 *cun* posterior ao B-7 (*Tongtian*) e a 1,5 *cun* lateral à linha mediana.
Músculo relacionado: occipitofrontal (aponeurose epicrânica).
Dermátomo: C2.

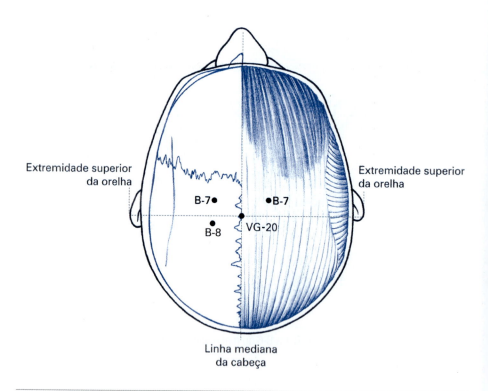

Figura 7-3 Pontos B-7 e B-8 do meridiano principal da Bexiga.

B-9 (*Yuzhen*)
Localização: na região occipital, a 1,5 *cun* lateral à protuberância occipital externa e ao nível do VG-17 (*Naohu*).
Músculos relacionados: occipitofrontal e trapézio.
Dermátomo: C2.

B-10 (*Tianzhu*)
Localização: na nuca, a 0,5 *cun* acima da linha de implantação posterior do cabelo, a 1,3 *cun* lateral à linha mediana, ao nível do VG-15 (*Yamen*), entre as vértebras atlas e áxis e junto à margem lateral do músculo trapézio.
Músculo relacionado: trapézio.
Dermátomo: C3.

B-11 (*Dazhu*)
Localização: a 1,5 *cun* lateral à ponta do processo espinhoso da vértebra TI.
Músculos relacionados: trapézio, romboide menor, serrátil posterior superior e eretor da espinha.
Dermátomo: T1.

B-12 (*Fengmen*)
Localização: a 1,5 *cun* lateral à ponta do processo espinhoso da vértebra TII.
Músculos relacionados: trapézio, romboide maior, serrátil posterior superior e eretor da espinha.
Dermátomo: T2.

B-13 (*Feishu*)
Localização: a 1,5 *cun* lateral à ponta do processo espinhoso da vértebra TIII.
Músculos relacionados: trapézio, romboide maior, serrátil posterior superior e eretor da espinha.
Dermátomo: T3.

B-14 (*Jueyinshu*)
Localização: a 1,5 *cun* lateral à ponta do processo espinhoso da vértebra TIV.
Músculos relacionados: trapézio, romboide maior e eretor da espinha.
Dermátomo: T4.

B-15 (*Xinshu*)

Localização: a 1,5 *cun* lateral à ponta do processo espinhoso da vértebra TV.
Músculos relacionados: trapézio, romboide maior e eretor da espinha.
Dermátomo: T5.

B-16 (*Dushu*)

Localização: a 1,5 *cun* lateral à ponta do processo espinhoso da vértebra TVI.
Músculos relacionados: trapézio, latíssimo do dorso e eretor da espinha.
Dermátomo: T6.

B-17 (*Geshu*)

Localização: a 1,5 *cun* lateral à ponta do processo espinhoso da vértebra TVII.
Músculos relacionados: trapézio, latíssimo do dorso e eretor da espinha.
Dermátomo: T7.

B-18 (*Ganshu*)

Localização: a 1,5 *cun* lateral à ponta do processo espinhoso da vértebra TIX.
Músculos relacionados: latíssimo do dorso e eretor da espinha.
Dermátomo: T9.

B-19 (*Danshu*)

Localização: a 1,5 *cun* lateral à ponta do processo espinhoso da vértebra TX.
Músculos relacionados: latíssimo do dorso e eretor da espinha.
Dermátomo: T10.

B-20 (*Pishu*)

Localização: a 1,5 *cun* lateral à ponta do processo espinhoso da vértebra TXI.
Músculos relacionados: latíssimo do dorso e eretor da espinha.
Dermátomo: T11.

B-21 (*Weishu*)

Localização: a 1,5 *cun* lateral à ponta do processo espinhoso da vértebra TXII.
Músculos relacionados: latíssimo do dorso, serrátil posterior inferior, eretor da espinha e quadrado do lombo.
Dermátomo: T12.

B-22 (*Sanjiaoshu*)
Localização: a 1,5 *cun* lateral à margem inferior do processo espinhoso da vértebra LI.
Músculos relacionados: latíssimo do dorso (aponeurose toracolombar), serrátil posterior inferior, eretor da espinha e quadrado do lombo.
Dermátomo: L1.

B-23 (*Shenshu*)
Localização: a 1,5 *cun* lateral à margem inferior do processo espinhoso da vértebra LII.
Músculos relacionados: latíssimo do dorso (aponeurose toracolombar), eretor da espinha e quadrado do lombo.
Dermátomo: L2.

B-24 (*Qihaishu*)
Localização: a 1,5 *cun* lateral à margem inferior do processo espinhoso da vértebra LIII.
Músculos relacionados: latíssimo do dorso (aponeurose toracolombar), eretor da espinha e quadrado do lombo.
Dermátomo: L3.

B-25 (*Dachangshu*)
Localização: a 1,5 *cun* lateral à margem inferior do processo espinhoso da vértebra LIV.
Músculos relacionados: latíssimo do dorso (aponeurose toracolombar), eretor da espinha e quadrado do lombo.
Dermátomo: L4.

B-26 (*Guanyuanshu*)
Localização: a 1,5 *cun* lateral à margem inferior do processo espinhoso da vértebra LV.
Músculos relacionados: eretor da espinha (aponeurose toracolombar) e psoas maior.
Dermátomo: L5.

B-27 (*Xiaochangshu*)
Localização: a 1,5 *cun* lateral à crista sacral mediana, ao nível horizontal do I forame sacral posterior.

Músculos relacionados: eretor da espinha e glúteo máximo.
Dermátomo: S1.

B-28 (*Pangguangshu*)
Localização: a 1,5 *cun* lateral à crista sacral mediana, ao nível horizontal do II forame sacral posterior.
Músculos relacionados: eretor da espinha e glúteo máximo.
Dermátomo: S2.

B-29 (*Zhonglushu*)
Localização: a 1,5 *cun* lateral à crista sacral mediana, ao nível horizontal do III forame sacral posterior.
Músculos relacionados: eretor da espinha e glúteo máximo.
Dermátomo: S3.

B-30 (*Baihuanshu*)
Localização: a 1,5 *cun* lateral à crista sacral mediana, ao nível horizontal do IV forame sacral posterior.
Músculos relacionados: eretor da espinha e glúteo máximo.
Dermátomo: S4.

B-31 (*Shangliao*)
Localização: a 1 *cun* lateral à crista sacral mediana, ao nível do I forame sacral posterior.
Músculos relacionados: eretor da espinha (aponeurose toracolombar) e multífidos.
Dermátomo: S1.

B-32 (*Ciliao*)
Localização: a 1 *cun* lateral à crista sacral mediana, ao nível do II forame sacral posterior e a 0,7 *cun* inferomedialmente à espinha ilíaca posterossuperior (covinha cutânea).
Músculos relacionados: eretor da espinha (aponeurose toracolombar) e multífidos.
Dermátomo: S2.

B-33 (*Zhongliao*)
Localização: a 0,8 *cun* lateral à crista sacral mediana, ao nível do III forame sacral posterior.

Músculos relacionados: eretor da espinha (aponeurose toracolombar) e multífidos.
Dermátomo: S3.

B-34 (*Xialiao*)
Localização: a 0,8 *cun* lateral à crista sacral mediana, ao nível do IV forame sacral posterior.
Músculos relacionados: eretor da espinha (aponeurose toracolombar) e multífidos.
Dermátomo: S4.

B-35 (*Huiyang*)
Localização: a 0,5 *cun* ao lado da ponta do cóccix.
Músculos relacionados: glúteo máximo e levantador do ânus.
Dermátomo: Co.

B-36 (*Chengfu*)
Localização: no ponto médio do sulco infraglúteo, na margem inferior do músculo glúteo máximo.
Músculos relacionados: glúteo máximo, semitendíneo, semimembranáceo e adutor magno.
Dermátomos: S1 e S2.

B-37 (*Yinmen*)
Localização: na face posterior da coxa, a 6 *cun* distais ao B-36 (*Chengfu*), na linha vertical que une os pontos B-36 (*Chengfu*) e B-40 (*Weizhong*).
Músculos relacionados: semitendíneo, bíceps femoral e adutor magno.
Dermátomos: S1 e S2.

B-38 (*Fuxi*)
Localização: na região posterolateral da coxa, a 1 *cun* proximal da prega poplítea, na margem medial do tendão do músculo bíceps femoral.
Músculo relacionado: bíceps femoral.
Dermátomo: S1.

B-39 (*Weiyang*)
Localização: na extremidade lateral da prega poplítea, na margem medial do músculo bíceps femoral, a 1 *cun* lateral ao B-40 (*Weizhong*).
Músculos relacionados: bíceps femoral, gastrocnêmio (cabeça lateral) e plantar.
Dermátomo: S1.

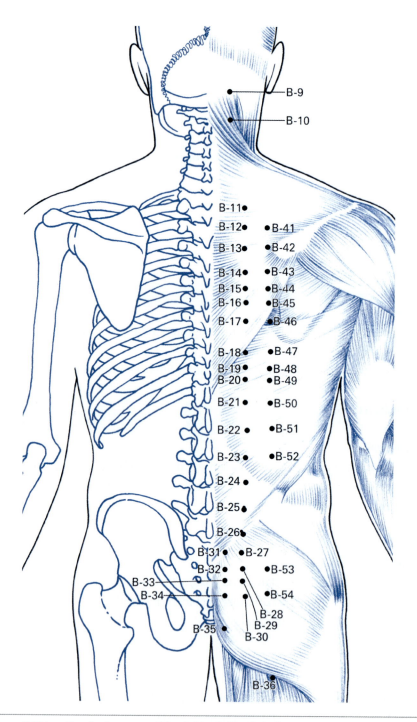

Figura 7-4 Localização dos pontos B-9 a B-36 e B-41 a B-54 do meridiano principal da Bexiga.

B-40 (*Weizhong*)
Localização: na face posterior do joelho, no ponto médio da prega poplítea.
Músculos relacionados: semimembranáceo e bíceps femoral.
Dermátomos: S1 e S2.

B-41 (*Fufen*)
Localização: no dorso, a 3 *cun* laterais à ponta do processo espinhoso da vértebra TII, junto à margem medial da escápula.
Músculos relacionados: trapézio, romboide menor, serrátil posterior superior e eretor da espinha.
Dermátomo: T2.

B-42 (*Pohu*)
Localização: no dorso, a 3 *cun* laterais à ponta do processo espinhoso da vértebra TIII, junto à margem medial da escápula.
Músculos relacionados: trapézio, romboide maior, serrátil posterior superior, eretor da espinha.
Dermátomo: T3.

B-43 (*Gaohuangshu*)
Localização: no dorso, a 3 *cun* laterais à ponta do processo espinhoso da vértebra TIV, junto à margem medial da escápula.
Músculos relacionados: trapézio, romboide maior, serrátil posterior superior e eretor da espinha.
Dermátomo: T4.

B-44 (*Shentang*)
Localização: no dorso, a 3 *cun* laterais à ponta do processo espinhoso da vértebra TV.
Músculos relacionados: trapézio, romboide maior, eretor da espinha e intercostais externos.
Dermátomo: T5.

B-45 (*Yixi*)
Localização: no dorso, a 3 *cun* laterais à ponta do processo espinhoso da vértebra TVI.

Músculos relacionados: trapézio, romboide maior, eretor da espinha e intercostal externo.
Dermátomo: T6.

B-46 (*Geguan*)

Localização: no dorso, a 3 *cun* laterais à ponta do processo espinhoso da vértebra TVII.
Músculos relacionados: latíssimo do dorso, eretor da espinha e intercostal externo.
Dermátomo: T7.
Nota: nesta região encontra-se também o trígono da ausculta, o que diminui a espessura da massa muscular (cuidado com o pneumotórax).

B-47 (*Hunmen*)

Localização: no dorso, a 3 *cun* laterais à ponta do processo espinhoso da vértebra TIX.
Músculos relacionados: latíssimo do dorso, serrátil posterior inferior e intercostal externo.
Dermátomo: T9.

B-48 (*Yanggang*)

Localização: no dorso, a 3 *cun* laterais à ponta do processo espinhoso da vértebra TX.
Músculos relacionados: latíssimo do dorso, serrátil posterior inferior e intercostal externo.
Dermátomo: T10.

B-49 (*Yishe*)

Localização: no dorso, a 3 *cun* laterais à ponta do processo espinhoso da vértebra TXI.
Músculos relacionados: latíssimo do dorso, serrátil posterior inferior e intercostal externo.
Dermátomo: T11.

B-50 (*Weicang*)

Localização: no dorso, a 3 *cun* laterais à ponta do processo espinhoso da vértebra TXII.

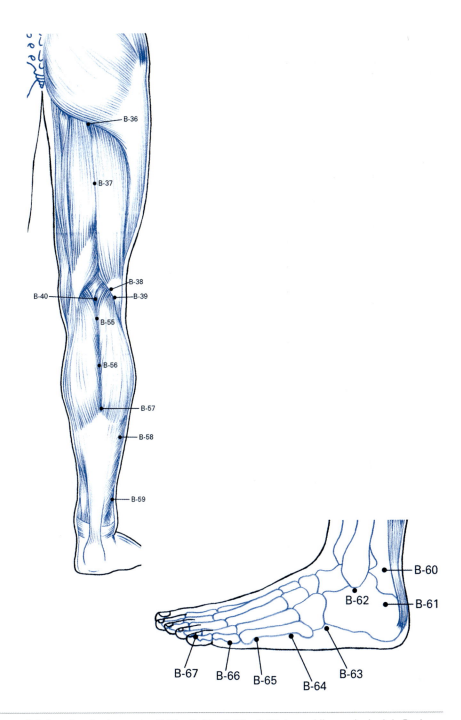

Figura 7-5 Localização dos pontos B-36 a B-40 e B-55 a B-67 do meridiano principal da Bexiga.

7 Meridiano principal da Bexiga

Músculos relacionados: latíssimo do dorso, serrátil posterior inferior e quadrado do lombo.
Dermátomo: T12.

B-51 (*Huangmen*)
Localização: no dorso, a 3 *cun* laterais à margem inferior do processo espinhoso da vértebra LI.
Músculos relacionados: latíssimo do dorso, transverso do abdome (aponeurose) e quadrado do lombo.
Dermátomo: L1.

B-52 (*Zhishi*)
Localização: no dorso, a 3 *cun* laterais à depressão, logo abaixo do processo espinhoso da vértebra LII.
Músculos relacionados: latíssimo do dorso, transverso do abdome (aponeurose) e quadrado do lombo.
Dermátomo: L2.

B-53 (*Baohuang*)
Localização: a 3 *cun* laterais à crista sacral mediana, ao nível horizontal do II forame sacral posterior, lateralmente aos pontos B-32 (*Ciliao*) e B-28 (*Pangguangshu*).
Músculos relacionados: glúteo máximo e glúteo médio.
Dermátomo: S2.

B-54 (*Zhibian*)
Localização: a 3 *cun* laterais à crista sacral mediana, ao nível horizontal do IV forame sacral posterior, lateralmente aos pontos B-34 (*Xialiao*) e B-30 (*Baihuanshu*).
Músculos relacionados: glúteo máximo e piriforme.
Dermátomo: S4.

B-55 (*Heyang*)
Localização: na região posterossuperior da perna, a 2 *cun* distais ao ponto B-40 (*Weizhong*), entre as cabeças do músculo gastrocnêmio.
Músculos relacionados: gastrocnêmio (cabeça lateral e medial) e sóleo.
Dermátomos: S1 e S2.

B-56 (*Chengjin*)
Localização: na região posterior da perna, ao nível do ventre muscular do músculo gastrocnêmio, no ponto médio da vertical traçada entre os pontos B-55 (*Heyang*) e B-57 (*Chengshan*).
Músculos relacionados: gastrocnêmio, sóleo e tibial posterior.
Dermátomos: S1 e S2.

B-57 (*Chengshan*)
Localização: na linha mediana da perna, entre os ventres musculares, na transição musculotendínea do músculo gastrocnêmio, no ponto médio entre os pontos B-40 (*Weizhong*) e B-60 (*Kunlun*).
Músculos relacionados: gastrocnêmio, sóleo e tibial posterior.
Dermátomos: S1 e S2.

B-58 (*Feiyang*)
Localização: na região posterolateral da perna, a 1 *cun* distal ao ponto B-57 (*Chengshan*), na vertical traçada do ponto B-60 (*Kunlun*).
Músculos relacionados: sóleo (inserindo-se no tendão do calcâneo) e flexor longo do hálux.
Dermátomo: S1.

B-59 (*Fuyang*)
Localização: na região posterolateral da perna, a 3 *cun* proximais ao ponto B-60 (*Kunlun*) e na mesma linha vertical.
Músculos relacionados: sóleo (inserindo-se no tendão do calcâneo) e flexor longo do hálux.
Dermátomo: S1.

B-60 (*Kunlun*)
Localização: no ponto médio da depressão existente entre a parte mais superficial do maléolo lateral e o tendão do calcâneo.
Músculos relacionados: fibular longo e fibular curto.
Dermátomo: S1.

B-61 (*Pushen*)
Localização: a 1,5 *cun* distal, e na mesma linha vertical do ponto B-60 (*Kunlun*), na face lateral do calcâneo, ao nível da mudança da cor da pele entre as regiões dorsal e plantar do pé.

Estrutura relacionada: retináculo superior dos músculos fibulares.
Dermátomo: S1.

B-62 (*Shenmai*)

Localização: na região lateral do calcâneo, a 0,5 *cun* distal, e na mesma linha vertical da ponta do maléolo lateral.
Músculos relacionados: fibular longo e fibular curto (tendões).
Dermátomo: S1.

B-63 (*Jinmen*)

Localização: na depressão da margem lateral do pé, na articulação calcaneocubóidea.
Músculos relacionados: fibular longo e fibular curto (tendões).
Dermátomo: S1.

B-64 (*Jinggu*)

Localização: na margem lateral do pé e na depressão distal à tuberosidade do V metatarsal.
Músculo relacionado: abdutor do dedo mínimo.
Dermátomo: S1.

B-65 (*Shugu*)

Localização: na margem lateral do pé, na depressão proximal à cabeça do V metatarsal.
Músculo relacionado: abdutor do dedo mínimo.
Dermátomo: S1.

B-66 (*Tonggu*)

Localização: na margem lateral do dedo mínimo, na depressão distal à articulação metatarsofalângica.
Estrutura relacionada: tela subcutânea.
Dermátomo: S1.

B-67 (*Zhiyin*)

Localização: a 0,1 *cun* proximal ao ângulo ungueal lateral do dedo mínimo.
Estrutura relacionada: tela subcutânea.
Dermátomo: S1.

Meridiano principal do Rim – *Shen* 8

Trajeto externo: tem início no quinto dedo do pé, dirige-se oblíqua e medialmente pela planta do pé até atingir a margem medial, na região do osso navicular. Sobe pela região medial da perna, atingindo a extremidade medial da prega poplítea. Deste local, percorre um **trajeto interno**, ascendendo pela região posteromedial da coxa, em direção ao períneo, subindo pela coluna vertebral até o nível da vértebra LII, de onde se comunica com os rins e a bexiga. Dos rins, dirige-se ao fígado, atravessa o diafragma, penetrando nos pulmões, de onde se bifurca em dois ramos: um que sobe pelo pescoço até a raiz da língua, e outro ao coração, de onde se une ao meridiano Circulação-Sexo. O **trajeto externo** reaparece ao nível da região púbica, ascende pela parede anterior do abdome, a 0,5 *cun* paralelo à linha mediana, para, na altura do tórax, desviar-se lateralmente, ascendendo a 2 *cun* da linha mediana até a região da clavícula.

Meridiano principal do Rim | *Shen*

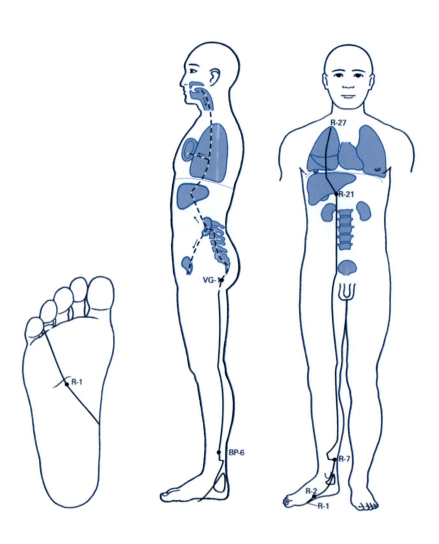

Figura 8-1 Trajeto externo do meridiano principal do Rim.

27 pontos

R-1 (*Yongquan*)

Localização: na junção entre o terço distal e os 2/3 proximais da planta do pé, entre o II e o III ossos metatarsais.
Estruturas relacionadas: aponeurose plantar e músculos flexor curto dos dedos, lumbrical e interósseo plantar.
Dermátomo: L5.

R-2 (*Rangu*)

Localização: na margem medial do pé, na depressão distal e inferior à tuberosidade do navicular, no sulco da articulação cuneonavicular.
Músculos relacionados: abdutor do hálux e flexor curto do hálux.
Dermátomo: L4.

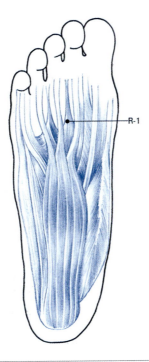

Figura 8-2 Localização do ponto R-1 do meridiano principal do Rim.

R-3 (*Taixi*)

Localização: no ponto médio entre a parte mais saliente do maléolo medial e o tendão do calcâneo (cuidado com os vasos tibiais posteriores e o nervo tibial posterior).
Músculos relacionados: flexor longo dos dedos e flexor longo do hálux.
Dermátomo: L4.

R-4 (*Dazhong*)

Localização: posterior e distalmente ao maléolo medial, à frente do tendão do calcâneo, em uma depressão localizada entre a inserção deste tendão e o próprio osso calcâneo, a 0,5 *cun* atrás e distalmente ao ponto R-3 (*Taixi*).
Músculos relacionados: flexor longo do hálux e tendão do calcâneo.
Dermátomo: L4.

R-5 (*Shuiquan*)

Localização: posterior e distal ao maléolo medial, a 1 *cun* distal ao R-3 (*Taixi*), na mesma linha vertical, junto à margem superior do calcâneo.
Músculos relacionados: flexor longo do hálux e tendão do calcâneo.
Dermátomo: L4.

R-6 (*Zhaohai*)

Localização: em uma depressão, a 1 *cun* distal à margem inferior do maléolo medial, junto à mudança de cor da pele entre a região plantar e a dorsal do pé, distal ao tendão do músculo tibial posterior.
Músculos relacionados: tibial posterior e flexor longo dos dedos.
Dermátomo: L4.

R-7 (*Fuliu*)

Localização: na parte distal e medial da perna, a 2 *cun* proximais à parte mais saliente do maléolo medial e na mesma linha vertical com o ponto R-3 (*Taixi*).
Músculos relacionados: flexor longo dos dedos e tendão do calcâneo.
Dermátomo: L4.

R-8 (*Jiaoxin*)

Localização: atrás da margem medial da tíbia, a 1 *cun* adiante do R-7 (*Fuliu*) e a 2 *cun* da parte mais saliente do maléolo medial.
Músculo relacionado: flexor longo do dedos.
Dermátomo: L4.

R-9 (*Zhubin*)
Localização: na mesma linha vertical com os pontos R-3 (*Taixi*) e R-7 (*Fuliu*), a 3 *cun* proximais a R-7 (*Fuliu*), na junção dos terços intermédio e distal da perna.
Músculos relacionados: sóleo e flexor longo dos dedos.
Dermátomo: L4.

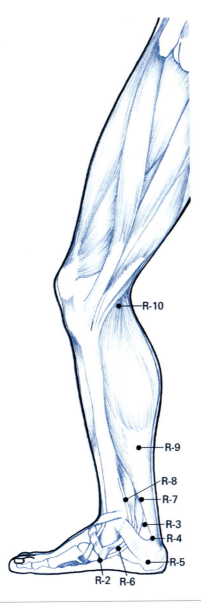

Figura 8-3 Localização dos pontos R-2 a R-10 do meridiano principal do Rim (aspecto muscular).

R-10 (*Yingu*)

Localização: na extremidade medial da prega poplítea, na depressão lateral ao músculo semitendíneo.

Músculos relacionados: semitendíneo e semimembranáceo.

Dermátomos: L3 e S2.

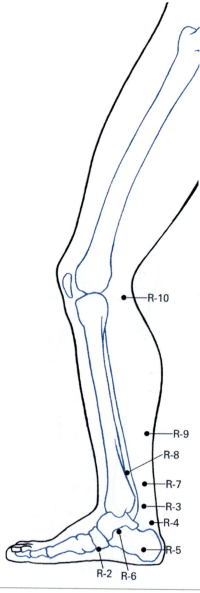

Figura 8-4 Localização dos pontos R-2 a R-10 do meridiano principal do Rim (aspecto ósseo).

R-11 (*Henggu*)
Localização: na parede anterior e inferior do abdome ao nível da margem superior da sínfise púbica, a 0,5 *cun* lateral à linha mediana e ao ponto VC-2 (*Qugu*).
Músculo relacionado: reto do abdome.
Dermátomos: T12 e S2.

R-12 (*Dahe*)
Localização: na parede anterior e inferior do abdome, a 1 *cun* acima da margem superior da sínfise púbica, a 0,5 *cun* lateral à linha mediana e ao ponto VC-3 (*Zhongji*).
Músculo relacionado: reto do abdome.
Dermátomo: T12.

R-13 (*Qixue*)
Localização: na parede anterior e inferior do abdome, a 2 *cun* acima da margem superior da sínfise púbica, a 0,5 *cun* lateral à linha mediana e ao ponto VC-4 (*Guanyuan*).
Músculo relacionado: reto do abdome.
Dermátomo: T11.

R-14 (*Siman*)
Localização: na parede anterior e inferior do abdome, a 2 *cun* abaixo do umbigo, a 0,5 *cun* lateral à linha mediana e ao ponto VC-5 (*Shimen*).
Músculo relacionado: reto do abdome.
Dermátomo: T11.

R-15 (*Zhongzhu*)
Localização: na parede anterior e inferior do abdome, a 1 *cun* abaixo do umbigo, a 0,5 *cun* lateral à linha mediana e ao ponto VC-7 (*Yinjiao*).
Músculo relacionado: reto do abdome.
Dermátomo: T10.

R-16 (*Huangshu*)
Localização: na parede anterior do abdome, a 0,5 *cun* lateral ao umbigo e ao ponto VC-8 (*Shenque*).
Músculo relacionado: reto do abdome.
Dermátomo: T10.

R-17 (*Shanggu*)
Localização: na parede anterior do abdome, a 2 *cun* acima do umbigo, a 0,5 *cun* lateral à linha mediana e ao ponto VC-10 (*Xiawan*).
Músculo relacionado: reto do abdome.
Dermátomo: T9.

R-18 (*Shiguan*)
Localização: na parede anterior do abdome, a 3 *cun* acima do umbigo, a 0,5 *cun* lateral à linha mediana e ao ponto VC-11 (*Jianli*).
Músculo relacionado: reto do abdome.
Dermátomo: T8.

R-19 (*Yindu*)
Localização: na parede anterior do abdome, a 4 *cun* acima do umbigo, a 0,5 *cun* lateral à linha mediana e ao ponto VC-12 (*Zhongwan*).
Músculo relacionado: reto do abdome.
Dermátomo: T8.

R-20 (*Tonggu*)
Localização: na parede anterior do abdome, a 5 *cun* acima do umbigo, a 0,5 *cun* lateral à linha mediana e ao ponto VC-13 (*Shangwan*).
Músculo relacionado: reto do abdome.
Dermátomo: T7.

R-21 (*Youmen*)
Localização: na parede anterior do abdome, a 6 *cun* acima do umbigo, a 0,5 *cun* lateral à linha mediana e ao ponto VC-14 (*Juque*).
Músculo relacionado: reto do abdome.
Dermátomo: T6.

R-22 (*Bulang*)
Localização: na parede anterior do tórax, a 2 *cun* laterais à linha mediana e ao lado do ponto VC-16 (*Zhongting*), no V espaço intercostal.
Músculos relacionados: peitoral maior e oblíquo externo do abdome.
Dermátomo: T5.

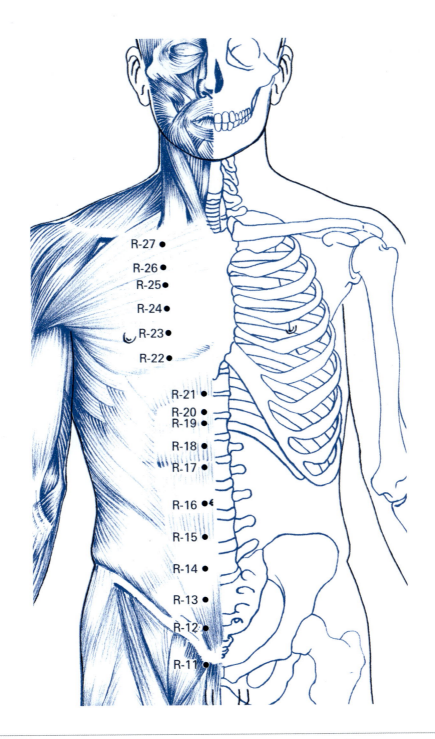

Figura 8-5 Localização dos pontos R-11 a R-27 do meridiano principal do Rim.

R-23 (*Shenfeng*)
Localização: na parede anterior do tórax, a 2 *cun* laterais à linha mediana e ao ponto VC-17 (*Shanzhong*), no IV espaço intercostal.
Músculos relacionados: peitoral maior e intercostais.
Dermátomo: T4.

R-24 (*Lingxu*)
Localização: na parede anterior do tórax, a 2 *cun* laterais à linha mediana e ao ponto VC-18 (*Yutang*), no III espaço intercostal.
Músculos relacionados: peitoral maior e intercostais.
Dermátomo: T3.

R-25 (*Shencang*)
Localização: na parede anterior do tórax, a 2 *cun* laterais à linha mediana e ao ponto VC-19 (*Zigong*), no II espaço intercostal.
Músculos relacionados: peitoral maior e intercostais.
Dermátomo: T2.

R-26 (*Yuzhong*)
Localização: na parede anterior do tórax, a 2 *cun* laterais à linha mediana e ao ponto VC-20 (*Huagai*), no I espaço intercostal.
Músculos relacionados: peitoral maior e intercostais.
Dermátomo: T1.

R-27 (*Shufu*)
Localização: na parede anterior do tórax, junto à margem inferior da clavícula, a 2 *cun* laterais à linha mediana e ao ponto VC-21 (*Xuanji*).
Músculos relacionados: peitoral maior e intercostais.
Dermátomo: C5.

Meridiano principal Circulação-Sexo (Pericárdio) – *Xinbao*

Trajeto interno (inicial): tem início no centro do tórax e penetra no pericárdio. Segue por duas trajetórias: uma descendente vertical em direção ao abdome, que se conecta com os três níveis do Triplo Aquecedor (superior, médio e inferior), atravessando pelo diafragma; a outra, no sentido horizontal, ao nível do IV espaço intercostal, emerge a 1 *cun* lateral à papila mamária.

Trajeto externo: do lado da papila mamária, dirige-se na direção superior, contornando a prega axilar anterior e percorrendo distalmente a face medial do braço, entre os meridianos do pulmão e do coração, chegando à prega do cotovelo. Desta, segue pela linha mediana do antebraço e da palma da mão até chegar junto ao ângulo ungueal lateral (radial) do dedo médio ou, segundo outros, à extremidade central do dedo médio.

Trajeto interno (final): um ramo secundário origina-se na palma da mão (CS-8 [*Laogong*]) e dirige-se em sentido distal para o dedo anular, onde se conecta com o meridiano do Triplo Aquecedor (TA-1 [*Guanhong*]).

Meridiano principal Circulação-Sexo (Pericárdio) | *Xinbao*

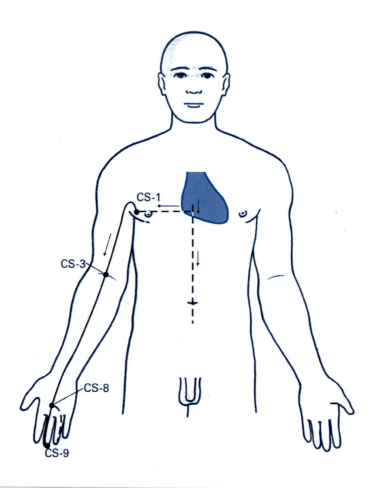

Figura 9-1 Trajetos interno e externo do meridiano principal Circulação-Sexo.

9 pontos

CS-1 (*Tianchi*)
Localização: na parede do tórax, a 1 *cun* lateral à papila mamária, no IV espaço intercostal e a 5 *cun* laterais à linha mediana.
Músculos relacionados: peitoral maior e intercostais.
Dermátomo: T4.

CS-2 (*Tianquan*)
Localização: no braço, a 2 *cun* distais à prega axilar anterior, entre as duas cabeças do músculo bíceps braquial.
Músculos relacionados: bíceps braquial e coracobraquial.
Dermátomo: C5.

CS-3 (*Quze*)
Localização: no meio da prega do cotovelo, no lado medial (ulnar) do tendão do músculo bíceps braquial. Cuidado com os vasos braquiais.
Músculos relacionados: bíceps braquial e braquial.
Dermátomo: C5.

CS-4 (*Ximen*)
Localização: na face anterior do antebraço, a 5 *cun* proximais à prega distal do punho, entre os tendões dos músculos flexor radial do carpo e palmar longo.
Músculos relacionados: flexor radial do carpo, palmar longo, flexor superficial dos dedos e flexor profundo dos dedos.
Dermátomos: C5 e T1.

CS-5 (*Jianshi*)
Localização: na face anterior do antebraço, a 3 *cun* proximais à prega distal do punho, entre os tendões dos músculos flexor radial do carpo e palmar longo.
Músculos relacionados: flexor radial do carpo, palmar longo, flexor superficial dos dedos, flexor profundo dos dedos e pronador quadrado.
Dermátomos: C5 e T1.

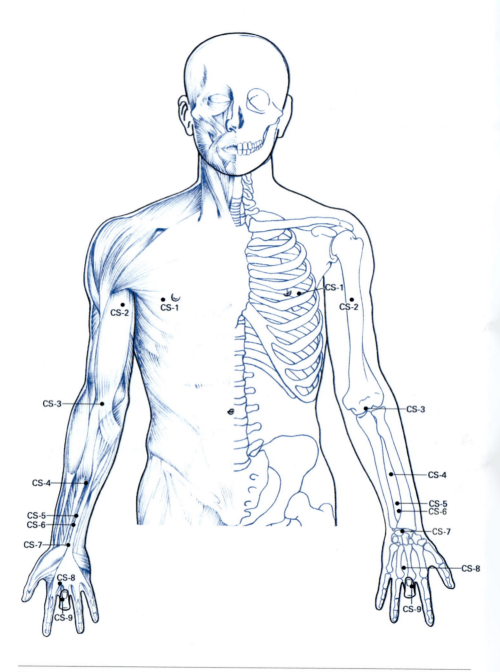

Figura 9-2 Localização dos pontos CS-1 a CS-9 do meridiano principal Circulação-Sexo.

CS-6 (*Neiguan*)
Localização: na face anterior do antebraço, a 2 *cun* proximais à prega distal do punho, entre os tendões dos músculos flexor radial do carpo e palmar longo. Cuidado com o nervo mediano.
Músculos relacionados: flexor radial do carpo, palmar longo, flexor superficial dos dedos e pronador quadrado.
Dermátomos: C5 e T1.

CS-7 (*Daling*)
Localização: no meio da prega distal do punho, entre os tendões dos músculos flexor radial do carpo e palmar longo.
Músculos relacionados: flexor radial do carpo, palmar longo e flexor longo do polegar.
Dermátomos: confluência de C5, C6, C7, C8 e T1.

CS-8 (*Laogong*)
Localização: na palma da mão, entre as depressões proximais às cabeças dos II e III metacarpos, mais próximo ao III metacarpo, ao lado do C-8 (*Shaofu*).
Músculos relacionados: flexor superficial e profundo dos dedos (tendões), interósseos palmares.
Dermátomo: C7.

CS-9 (*Zhongchong*)
Localização: a 0,1 *cun* proximal ao ângulo ungueal lateral (radial) do dedo anular.
Estrutura relacionada: tela subcutânea.
Dermátomo: C7.

10 Meridiano principal do Triplo Aquecedor – *Sanjiao*

Trajeto externo (inicial): tem início junto ao ângulo ungueal medial (ulnar) do dedo anular, seguindo pela face dorsal da mão entre os IV e V metacarpais, face posterior do antebraço entre o rádio e a ulna, face posterior do braço e do ombro. Acompanha o músculo trapézio até atingir a ponta do processo espinhoso de CV II (VG-14 [*Dazhui*]). Deste ponto, dirige-se no sentido anterior, contornando a base do pescoço até a fossa supraclavicular (E-12 [*Quepen*]).

Trajeto interno: desta fossa, penetra na cavidade torácica, conectando-se ao meridiano Circulação-Sexo. Dirige-se ao diafragma em direção à cavidade do abdome, penetrando nos três níveis do Triplo Aquecedor (superior, médio e inferior) e no estômago. Do Triplo Aquecedor, dirige-se distal e obliquamente pela coxa até a extremidade lateral da prega poplítea (B-39 [*Weiyang*]). Um ramo parte do centro do tórax, voltando para a fossa supraclavicular.

Trajeto externo (final): a partir da fossa supraclavicular, o ramo sobe pelo pescoço até a região retroauricular, contorna a hélice da orelha, passa pela fossa temporal e segue em direção ao ângulo da mandíbula. Volta-se na direção superior até atingir a margem infraorbital. Um ramo parte da região retroauricular, atravessa a orelha, cruza com o ramo anterior e segue pela margem lateral da órbita, unindo-se ao meridiano da Vesícula Biliar (VB-1 [*Tongziliao*]), chegando à extremidade lateral do supercílio.

Meridiano principal do Triplo Aquecedor | *Sanjiao*

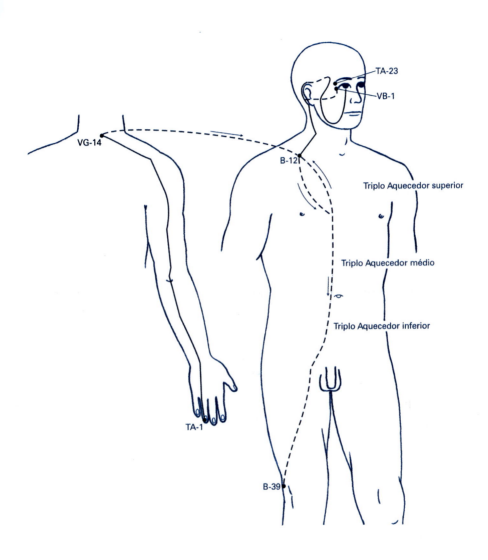

Figura 10-1 Trajetos interno e externo do meridiano principal do Triplo Aquecedor.

23 pontos

TA-1 (*Guanchong*)
Localização: a 0,1 *cun* proximal ao ângulo ungueal medial (ulnar) do dedo anular.
Estrutura relacionada: tela subcutânea.
Dermátomo: C8.

TA-2 (*Yemen*)
Localização: no sulco entre as bases das falanges proximais dos dedos anular e mínimo, distal à articulação metacarpofalângica.
Estrutura relacionada: tela subcutânea.
Dermátomo: C8.

TA-3 (*Zhongzhu*)
Localização: no dorso da mão, no sulco entre os metacarpos IV e V, a 1 *cun* proximal ao TA-2 (*Yemen*) e proximal às cabeças destes metacarpos.
Músculos relacionados: interósseos dorsais.
Dermátomo: C8.

TA-4 (*Yangchi*)
Localização: no dorso da mão, na prega dorsal do punho, na depressão entre os tendões dos músculos extensor dos dedos e extensor do dedo mínimo.
Músculos relacionados: extensor dos dedos e extensor do dedo mínimo.
Dermátomo: C8.

TA-5 (*Waiguan*)
Localização: na face dorsal do antebraço, a 2 *cun* proximais à articulação radiocarpal (prega do punho), entre o rádio e a ulna.
Músculo relacionado: extensor dos dedos e extensor longo do polegar.
Dermátomo: C7.

TA-6 (*Zhigou*)
Localização: na face dorsal do antebraço, a 1 *cun* proximal ao TA-5 (*Waiguan*) e a 3 *cun* proximais à articulação radiocarpal (prega do punho), entre o rádio e a ulna.

Músculos relacionados: extensor dos dedos e extensor longo do polegar.
Dermátomo: C7.

TA-7 (*Huizong*)
Localização: na face dorsal do antebraço, a 1 *cun* proximal ao TA-5 (*Waiguan*) e a 1 *cun* medial (ulnar) ao TA-6 (*Zhigou*).
Músculos relacionados: extensor dos dedos e extensor do dedo mínimo.
Dermátomo: C7.

TA-8 (*Sanyangluo*)
Localização: na face dorsal do antebraço, a 1 *cun* proximal ao TA-6 (*Zhigou*) e a 4 *cun* proximais à articulação radiocarpal (prega do punho), entre o rádio e a ulna.
Músculos relacionados: extensor longo dos dedos e abdutor longo do polegar.
Dermátomo: C7.

TA-9 (*Sidu*)
Localização: na face dorsal do antebraço, a 5 *cun* distais do ponto mais saliente do olécrano, entre o rádio e a ulna.
Músculos relacionados: extensor ulnar do carpo, extensor dos dedos e abdutor longo do polegar
Dermátomo: C7.

TA-10 (*Tianjing*)
Localização: na face dorsal do braço, na depressão situada a 1 *cun* proximal ao ponto mais saliente do olécrano (o antebraço deverá estar fletido a 90°).
Músculo relacionado: tríceps braquial (tendão).
Dermátomo: C7.

TA-11 (*Qinglengyuan*)
Localização: na face dorsal do braço, a 1 *cun* proximal ao T-10 (*Tianjing*), na mesma linha vertical.
Músculo relacionado: tríceps braquial.
Dermátomo: C7.

TA-12 (*Xiaoluo*)
Localização: na face dorsal do braço, a 3 *cun* proximais ao TA-11 (*Qinglengyuan*), no ponto médio da linha que une os pontos TA-11 (*Qinglengyuan*) e TA-13 (*Naohui*).

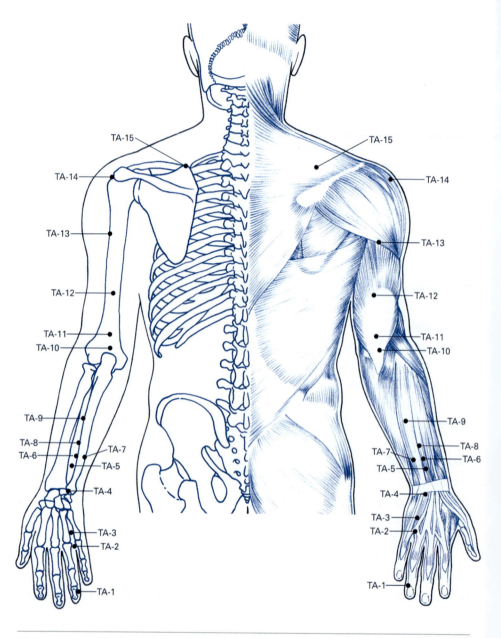

Figura 10-2 Localização dos pontos TA-1 a TA-15 do meridiano principal do Triplo Aquecedor.

Músculo relacionado: tríceps braquial.
Dermátomo: C7.

TA-13 (*Naohui*)
Localização: na margem posterior do músculo deltoide, a 3 *cun* distais ao TA-14 (*Jianliao*).
Músculo relacionado: deltoide.
Dermátomos: C7 e C8.

TA-14 (*Jianliao*)
Localização: no ombro, na depressão entre o ângulo do acrômio e o tubérculo maior do úmero, membro superior em abdução, na mesma linha horizontal com o ponto IG-15 (*Jiangu*).
Músculo relacionado: deltoide.
Dermátomos: C6 e C7.

TA-15 (*Tianliao*)
Localização: a 4 *cun* laterais à ponta do processo transverso da vértebra TI e a 1 *cun* lateral ao ID-14 (*Jianwaishu*).
Músculos relacionados: trapézio e supraespinal.
Dermátomo: C8.

TA-16 (*Tianyou*)
Localização: na margem posterior do músculo esternocleidomastóideo, ao nível do ângulo da mandíbula e abaixo do processo mastoide.
Músculos relacionados: esternocleidomastóideo e esplênio da cabeça.
Dermátomo: C3.

TA-17 (*Yifeng*)
Localização: medial ao lóbulo da orelha, no sulco interósseo situado entre o processo mastoide e o ramo da mandíbula.
Estrutura relacionada: glândula parótida.
Dermátomo: C2.

TA-18 (*Qimai*)

Localização: na cabeça, atrás e junto à hélice da orelha, a 1 *cun* acima do ponto TA-17 (*Yifeng*).
Estrutura relacionada: tela subcutânea.
Dermátomos: C2 e C3.

TA-19 (*Luxi*)

Localização: atrás e junto à hélice da orelha, a 1 *cun* acima do TA-18 (*Qimai*).
Músculos relacionados: auricular posterior e temporal.
Dermátomo: C2.

TA-20 (*Jiaosun*)

Localização: na cabeça, logo acima da extremidade superior da hélice.
Músculos relacionados: auricular superior e temporal.
Dermátomo: C2.

TA-21 (*Ermen*)

Localização: à frente da incisura anterior da orelha (entre o trago e o ramo da hélice), no sulco atrás e acima da cabeça da mandíbula, quando a boca está aberta.
Estrutura relacionada: tela subcutânea.
Sensibilidade da pele: trigeminal (V3).

TA-22 (*Heliao*)

Localização: a 1 *cun* acima e na frente do TA-21 (*Ermen*), na fossa temporal, acima do arco zigomático e na frente da artéria temporal superficial.
Músculo relacionado: temporal.
Sensibilidade da pele: trigeminal (V3).

TA-23 (*Sizhukong*)

Localização: na face, em uma depressão na extremidade lateral do supercílio.
Músculo relacionado: orbicular do olho.
Sensibilidade da pele: trigeminal (V2 e V3).

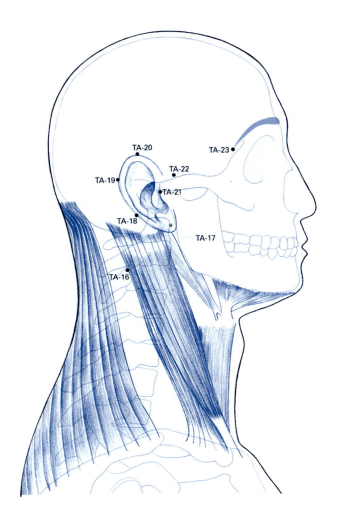

Figura 10-3 Localização dos pontos TA-16 a TA-23 do meridiano principal do Triplo Aquecedor.

11 Meridiano principal da Vesícula Biliar – *Dan*

Trajeto externo: tem início na margem lateral da órbita, ao nível do ângulo lateral do olho, segue para a região pré-auricular e sobe para a fossa temporal. Desce contornando posteriormente a orelha até junto ao processo mastoide. Sobe então em sentido posterior, contornando a região lateral da cabeça em arco que atinge a região frontal (VB-14 [*Yangbai*]). Dirige-se para cima e posteriormente, paralelo à linha mediana do crânio, até atingir a região de transição entre o pescoço e o ombro (VB-21 [*Jianjing*]). Conecta-se, na ponta do processo espinhoso da CVII, com o ponto VG-14 [*Dazhui*]). Direciona-se anteriormente para a fossa supraclavicular (E-12 [*Quepeen*]) e desce pela região axilar e o flanco (ziguezagueando) até o nível da espinha ilíaca anterossuperior, na crista ilíaca. Desta, volta-se para a região glútea, desce pela face lateral da coxa e da perna, passando pelo maléolo lateral, e percorre a região dorsolateral do pé, terminando na margem lateral do IV dedo (VB-44 [*Zuqiaoyin*]). Do VB-41 (*Zuling*), um ramo o conecta com o meridiano do Fígado (F-1 [*Dadun*]).

Trajeto interno: da fossa supraclavicular entra na cavidade do tórax, atravessa o diafragma e penetra no fígado e na vesícula biliar, emergindo na região inguinal (E-30 [*Qichong*]) e daí seguindo para a região glútea (VB-30 [*Huantiao*]).

Meridiano principal da Vesícula Biliar | *Dan*

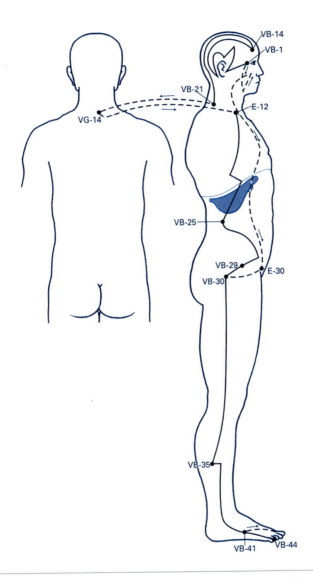

Figura 11-1 Trajetos interno e externo do meridiano principal da Vesícula Biliar.

44 pontos

VB-1 (*Tongziliao*)
Localização: na face, a 0,5 *cun* lateral à comissura lateral das pálpebras.
Músculo relacionado: orbicular do olho.
Sensibilidade da pele: trigeminal (V2).

VB-2 (*Tinghui*)
Localização: na face, no sulco formado quando a boca está aberta, entre a incisura intertrágica e o colo da mandíbula.
Estrutura relacionada: glândula parótida.
Sensibilidade da pele: trigeminal (V3).

VB-3 (*Shangguan*)
Localização: na face, numa depressão junto à margem superior do arco zigomático, na mesma linha vertical com o ponto E-7 (*Xiaguan*).
Músculo relacionado: temporal.
Sensibilidade da pele: trigeminal (V3).

VB-4 (*Hanyan*)
Localização: na parte superior da fossa temporal, na junção entre o quarto superior e os três quartos inferiores da linha que une os pontos E-8 (*Touwei*) e VB-7 (*Qubin*), na linha de implantação temporal dos cabelos.
Músculo relacionado: temporal.
Sensibilidade da pele: trigeminal (V2).

VB-5 (*Xuanlu*)
Localização: na fossa temporal, no ponto médio da linha que une os pontos E-8 (*Touwei*) e VB-7 (*Qubin*), a 0,5 *cun* atrás da linha temporal de implantação dos cabelos.
Músculo relacionado: temporal.
Sensibilidade da pele: trigeminal (transição V2 e V3).

VB-6 (*Xuanli*)
Localização: na fossa temporal, no ponto médio da linha que une os pontos VB-5 (*Xuanlu*) e VB-7 (*Qubin*), atrás da linha temporal de implantação dos cabelos.

Músculo relacionado: temporal.
Sensibilidade da pele: trigeminal (V3).

VB-7 (*Qubin*)
Localização: na cabeça, no encontro da linha horizontal que passa pela extremidade superior da hélice da orelha com uma vertical que passa pela implantação anterior da orelha.
Músculo relacionado: temporal.
Sensibilidade da pele: trigeminal (V3).

VB-8 (*Shuaigu*)
Localização: na cabeça, a 1,5 *cun* acima da extremidade superior da hélice da orelha.
Músculo relacionado: temporal.
Sensibilidade da pele: transição trigeminal (V3).
Dermátomo: C2.

VB-9 (*Tianchong*)
Localização: na cabeça, a 0,5 *cun* atrás do ponto VB-8 (*Shuaigu*) e na linha vertical traçada pelo nível da margem posterior da hélice da orelha.
Músculo relacionado: temporal.
Dermátomo: C2.

VB-10 (*Fubai*)
Localização: na cabeça, atrás da orelha, junto à junção posterior e superior do processo mastoide, na horizontal que passa pela raiz superior de implantação da orelha.
Músculos relacionados: inserções do esternocleidomastóideo e do ventre occipital do occipitofrontal.
Dermátomo: C2.

VB-11 (*Qiaoyin*)
Localização: na cabeça, atrás da orelha, a 1 *cun* abaixo do VB-10 (*Fubai*), no ponto médio da linha que une VB-10 (*Fubai*) a VB-12 (*Wangu*), atrás do processo mastoide.
Músculo relacionado: esternocleidomastóideo.
Dermátomo: C2.

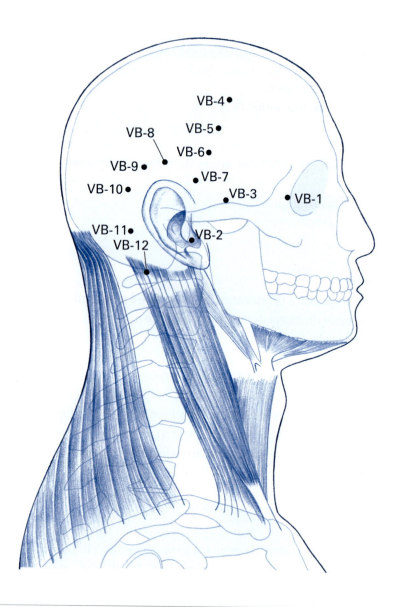

Figura 11-2 Localização dos pontos VB-1 a VB-12 do meridiano principal da Vesícula Biliar.

VB-12 (*Wangu*)
Localização: na cabeça, na depressão posterior e inferior ao processo mastoide, atrás do lóbulo da orelha.
Músculo relacionado: esternocleidomastóideo.
Dermátomo: C2.

VB-13 (*Benshen*)
Localização: na região frontal da cabeça, a 0,5 *cun* acima da linha de implantação horizontal dos cabelos, a 3 *cun* laterais ao ponto VG-24 (*Shenting*).
Músculo relacionado: ventre frontal do occipitofrontal.
Sensibilidade da pele: trigeminal (V1).

VB-14 (*Yangbai*)
Localização: na região frontal da cabeça, a 1 *cun* acima do ponto médio do supercílio.
Músculo relacionado: ventre frontal do occipitofrontal.
Sensibilidade da pele: trigeminal (V1).

VB-15 (*Linqi*)
Localização: na região frontal da cabeça, a 0,5 *cun* acima da linha de implantação horizontal dos cabelos, no ponto médio da linha que une os pontos VG-24 (*Shenting*) e E-8 (*Touwei*), na linha vertical traçada no centro da pupila.
Músculo relacionado: ventre frontal do occipitofrontal.
Sensibilidade da pele: trigeminal (V1).

VB-16 (*Muchuang*)
Localização: na cabeça, a 1,5 *cun* acima da linha de implantação horizontal dos cabelos na fronte, a 1 *cun* acima do VB-15 (*Linqi*) e a 2,25 *cun* laterais à linha mediana.
Músculo relacionado: occipitofrontal.
Sensibilidade da pele: trigeminal (V1).

VB-17 (*Zhengying*)
Localização: na cabeça, a 2,5 *cun* acima da linha de implantação horizontal dos cabelos na fronte, a 1 *cun* acima do VB-16 (*Muchuang*) e a 2,25 *cun* laterais à linha mediana.
Músculo relacionado: occipitofrontal.
Sensibilidade da pele: trigeminal (V1).

VB-18 (*Chengling*)

Localização: na cabeça, a 4 *cun* acima da linha de implantação horizontal dos cabelos na fronte, a 1,5 *cun* acima do VB-17 (*Zhengying*) e a 2,25 *cun* laterais à linha mediana.
Músculo relacionado: occipitofrontal.
Sensibilidade da pele: trigeminal (V1).

VB-19 (*Naokong*)

Localização: na região posterior da cabeça a 2,25 *cun* laterais à linha mediana, ao nível do VG-17 (*Naohu*) e a 1,5 *cun* acima do VB-20 (*Fengchi*).
Músculo relacionado: ventre occipital do occipitofrontal.
Dermátomo: C2.

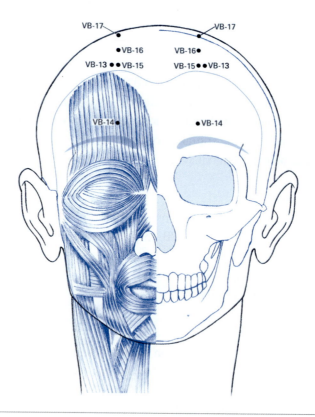

Figura 11-3 Localização dos pontos VB-13 a VB-17 do meridiano principal da Vesícula Biliar.

VB-20 (*Fengchi*)

Localização: na nuca, no espaço situado entre as inserções dos músculos trapézio e esternocleidomastóideo e na linha horizontal que passa logo abaixo da protuberância occipital externa, no mesmo nível do VG-16 (*Fengfu*).
Músculos relacionados: trapézio e esternocleidomastóideo.
Dermátomo: C3.

VB-21 (*Jianjing*)

Localização: ao nível da margem superior do músculo trapézio, no ponto médio de uma linha entre a ponta do processo espinhoso de CVII (VG-14 [*Dazhui*]) e a extremidade lateral do acrômio.
Músculos relacionados: trapézio e supraespinal.
Dermátomo: C6.

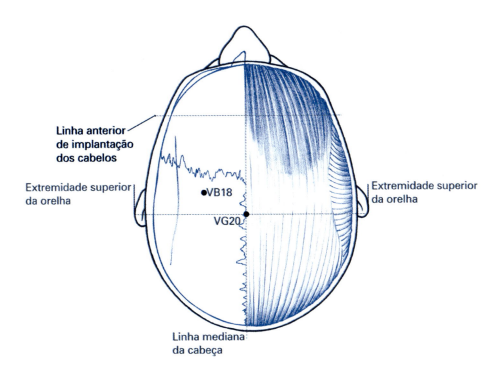

Figura 11-4 Localização do ponto VB-18 do meridiano principal da Vesícula Biliar.

VB-22 (*Yuanye*)

Localização: na parede lateral do tórax, ao nível da linha axilar média e no IV espaço intercostal.
Músculos relacionados: serrátil anterior e intercostais.
Dermátomo: T4.

VB-23 (*Zhejin*)

Localização: na parede lateral do tórax, no IV espaço intercostal e a 1 *cun* adiante do VB-22 (*Yuanye*).
Músculos relacionados: serrátil anterior e intercostais.
Dermátomo: T4.

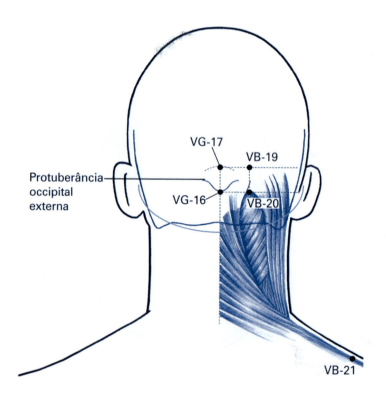

Figura 11-5 Localização dos pontos VB-16, VB-17, VB-19 a VB-21 do meridiano principal da Vesícula Biliar.

VB-24 (*Riyue*)

Localização: na parede anterior do tórax, no VII espaço intercostal e ao nível da linha mamilar.
Músculos relacionados: oblíquo externo do abdome e intercostais.
Dermátomo: T7.

VB-25 (*Jingmen*)

Localização: na margem inferior da extremidade livre da XII costela.
Músculos relacionados: latíssimo do dorso, oblíquo externo do abdome, oblíquo interno do abdome e transverso do abdome.
Dermátomo: T12.

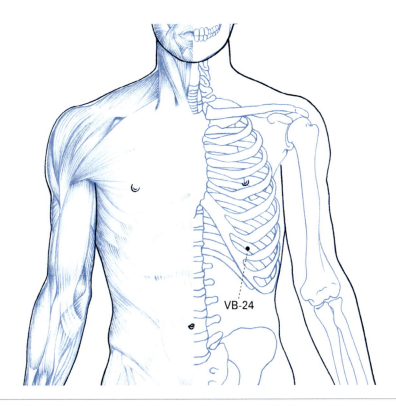

Figura 11-6 Localização do ponto VB-24 do meridiano principal da Vesícula Biliar.

VB-26 (*Daimai*)

Localização: na parede lateral do abdome, no encontro da linha vertical que passa pela ponta da XI costela com a horizontal ao nível do umbigo.
Músculos relacionados: oblíquo externo do abdome, oblíquo interno do abdome e transverso do abdome.
Dermátomo: T11.

VB-27 (*Wushu*)

Localização: na parede lateral do abdome, logo anterior à espinha ilíaca anterossuperior e a 3 *cun* inferiores ao umbigo, ao nível do VC-4 (*Guanyuan*).
Músculos relacionados: oblíquo externo do abdome, oblíquo interno do abdome e transverso do abdome.
Dermátomos: T12 e L1.

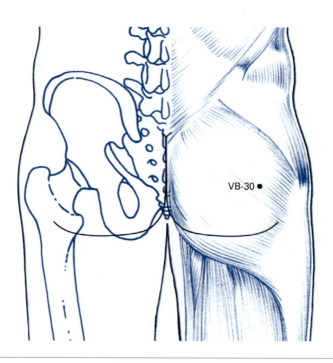

Figura 11-7 Localização do ponto VB-30 do meridiano principal da Vesícula Biliar.

VB-28 (*Weidao*)
Localização: abaixo e à frente da espinha ilíaca anterossuperior, a 0,5 *cun* abaixo e na frente do VB-27 (*Wushu*).
Músculos relacionados: oblíquo externo do abdome, oblíquo interno do abdome e transverso do abdome.
Dermátomo: L1.

VB-29 (*Juliao*)
Localização: na região anterolateral da coxa, no ponto médio da linha que une a espinha ilíaca anterossuperior com a parte mais saliente do trocanter maior do fêmur.
Músculos relacionados: tensor da fáscia lata e reto femoral.
Dermátomo: L1.

VB-30 (*Huantiao*)
Localização: na região glútea, no ponto de união entre o terço intermédio e o terço lateral da linha oblíqua que une a parte mais superior da fenda interglútea com a região mais saliente do trocanter maior do fêmur.
Músculos relacionados: glúteo máximo e piriforme.
Dermátomo: S1.

VB-31 (*Fengshi*)
Localização: na linha média da face lateral da coxa, a 7 *cun* proximais da prega poplítea (o paciente, em posição ereta, toca o ponto com o dedo médio da mão).
Músculo relacionado: vasto lateral e trato iliotibial.
Dermátomos: L3 e L4.

VB-32 (*Zhongdu*)
Localização: na face lateral da coxa, a 5 *cun* proximais da prega poplítea entre os músculos vasto lateral e bíceps femoral, a 2 *cun* distais ao VB-31 (*Fengshi*).
Músculos relacionados: vasto lateral e bíceps femoral.
Dermátomo: L4.

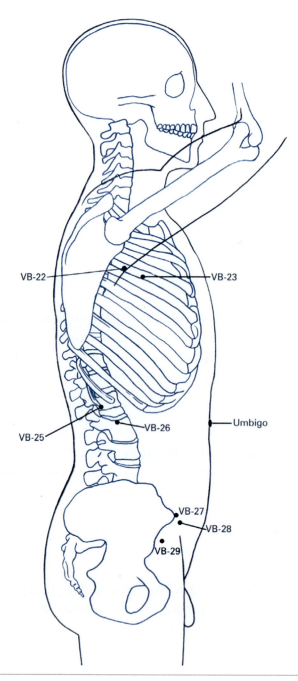

Figura 11-8 Localização dos pontos VB-22, VB-23 e VB-25 a VB-29 do meridiano principal da Vesícula Biliar.

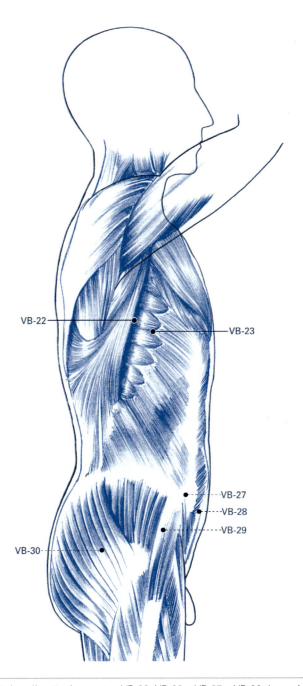

Figura 11-9 Localização dos pontos VB-22, VB-23 e VB-27 a VB-30 do meridiano principal da Vesícula Biliar.

VB-33 (*Xiyangguan*)
Localização: na face lateral da coxa, em uma depressão proximal ao epicôndilo lateral do fêmur, entre o trato iliotibial e o tendão do músculo bíceps femoral, a 3 *cun* proximais do VB-34 (*Yanglingguan*).
Estrutura e músculo relacionados: trato iliotibial e músculo bíceps femoral.
Dermátomo: L5.

VB-34 (*Yanglingquan*)
Localização: na face lateral da perna, em uma depressão anterior e distal à cabeça da fíbula.
Músculos relacionados: fibular longo e extensor longo dos dedos.
Dermátomo: L5.

VB-35 (*Yangjiao*)
Localização: na face lateral da perna, a 7 *cun* proximais da parte mais saliente do maléolo lateral, junto à margem posterior da fíbula.
Músculo relacionado: fibular curto.
Dermátomos: L5 e S1.

VB-36 (*Waiqiu*)
Localização: na face lateral da perna, a 7 *cun* proximais da parte mais saliente do maléolo lateral, junto à margem anterior da fíbula.
Músculo relacionado: extensor longo dos dedos.
Dermátomos: L5 e S1.

VB-37 (*Guangming*)
Localização: na face lateral da perna, junto à margem anterior da fíbula, a 5 *cun* proximais da parte mais saliente do maléolo lateral.
Músculos relacionados: fibular curto e extensor longo dos dedos.
Dermátomo: S1.

VB-38 (*Yangfu*)
Localização: na face lateral da perna, junto à margem anterior da fíbula, a 4 *cun* proximais da parte mais saliente do maléolo lateral.
Músculos relacionados: fibular curto e extensor longo dos dedos.
Dermátomo: S1.

VB-39 (*Xuanzhong*)
Localização: na face lateral da perna, junto à margem anterior da fíbula, a 3 *cun* proximais da parte mais saliente do maléolo lateral.
Músculo relacionado: extensor longo dos dedos.
Dermátomo: S1.

VB-40 (*Qiuxu*)
Localização: no dorso do pé, em uma depressão anterior à extremidade distal do maléolo lateral e lateralmente ao tendão do músculo extensor longo dos dedos.
Músculos relacionados: extensor longo dos dedos e extensor curto dos dedos.
Dermátomo: S1.

VB-41 (*Zulinqi*)
Localização: na região dorsolateral do pé, no sulco situado distal e junto às bases do IV e V ossos metatarsais, lateral ao tendão para o dedo mínimo, do músculo extensor longo dos dedos.
Músculo relacionado: interósseo dorsal.
Dermátomos: L5 e S1.

VB-42 (*Diwuhui*)
Localização: na região dorsolateral do pé, no sulco entre o IV e o V metatarsais, a 0,5 *cun* distal do VB-41 (*Zulinqi*), proximal às cabeças desses ossos metatarsais.
Músculo relacionado: interósseo dorsal.
Dermátomos: L5 e S1.

VB-43 (*Xiaxi*)
Localização: na região dorsolateral do pé, entre as cabeças dos IV e V metatarsais.
Músculo relacionado: interósseo dorsal.
Dermátomos: L5 e S1.

VB-44 (*Zuquiaoyin*)
Localização: a 0,1 *cun* proximal do ângulo ungueal lateral do IV dedo do pé.
Estrutura relacionada: tela subcutânea.
Localização: L5.

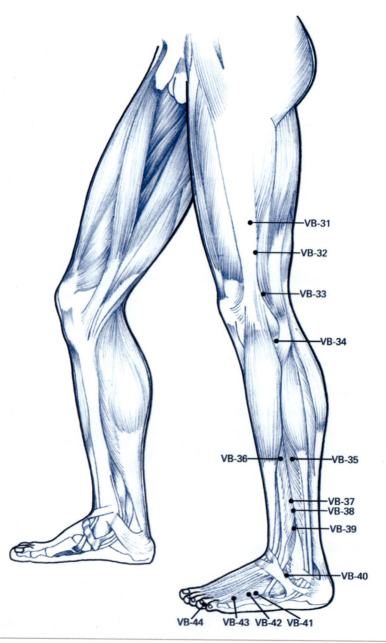

Figura 11-10 Localização dos pontos VB-31 a VB-44 do meridiano principal da Vesícula Biliar (aspecto muscular).

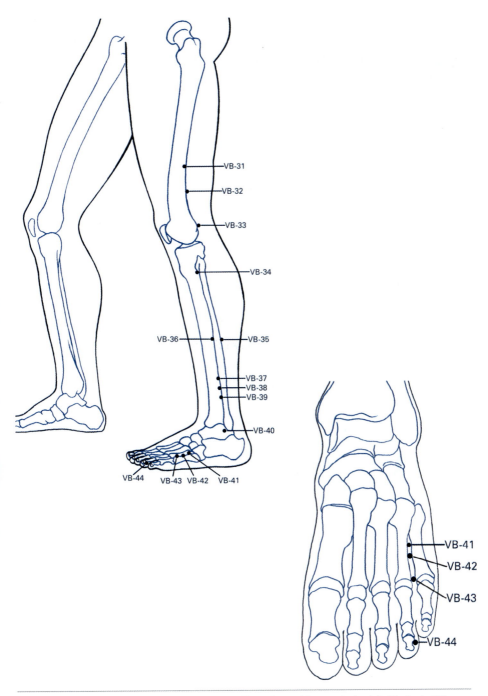

Figura 11-11 Localização dos pontos VB-31 a VB-44 do meridiano principal da Vesícula Biliar (aspecto ósseo).

12 Meridiano principal do Fígado – *Gan*

Trajeto externo: tem início no ângulo ungueal lateral do hálux e segue pelo dorso do pé entre o I e o II metatarsais, região anterior do maléolo medial e face medial da perna (conectando-se ao BP-6 [*Sanyinjiao*]), passando pela extremidade medial da prega poplítea e face medial da coxa, até o hipogástrio (região púbica). Circunda os órgãos genitais externos, sobe pelo abdome, entrando em contato com o Vaso Concepção (*Ren mai*), VC-2 (*Qugu*), VC-3 (*Zongji*) e VC-4 (*Quanyuan*), dirige-se para a extremidade livre da XI costela e termina ao nível da linha mamilar no VI espaço intercostal (F-14 [*Qimen*]).

Trajeto interno: do F-13 (*Zhangmen*), um ramo penetra no estômago, fígado e vesícula biliar, atravessa o diafragma e infiltra-se no pulmão, conectando-se ao meridiano deste. Do F-14 (*Qimen*), um ramo dirige-se ao fígado e outro sobe pela cavidade do tórax, pescoço (traqueia, faringe), seio maxilar, olho e cérebro. Do seio maxilar, um ramo se dirige ao Vaso Governador (*Du mai*) VG-20 [*Baihui*] e outro segue para os lábios.

Meridiano principal do Fígado | *Gan*

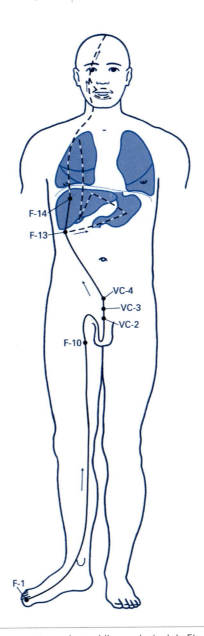

Figura 12-1 Trajetos interno e externo do meridiano principal do Fígado.

14 pontos

F-1 (*Dadun*)

Localização: a 0,1 *cun* proximal do ângulo ungueal lateral do hálux.
Estrutura relacionada: tela subcutânea.
Dermátomo: L5.

F-2 (*Xingjian*)

Localização: no sulco entre a I e a II articulações metatarsofalângicas, a 0,5 *cun* proximal da margem da prega de pele entre o hálux e o II dedo do pé.
Estrutura relacionada: tela subcutânea.
Dermátomo: L5.

F-3 (*Taichong*)

Localização: no dorso do pé, no sulco entre o I e o II ossos metatarsais, a 1,5 *cun* proximal do F-2 (*Xingjian*) e das articulações metatarsofalângicas.
Músculos relacionados: extensor curto do hálux e interósseo dorsal.
Dermátomos: L4 e L5.

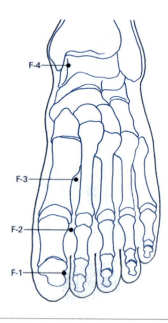

Figura 12-2 Localização dos pontos F-1 a F-4 do meridiano principal do Fígado.

F-4 (*Zhongfeng*)
Localização: lateralmente à extremidade inferior do maléolo medial, no sulco entre os tendões dos músculos tibial anterior e extensor longo do hálux.
Músculos relacionados: tibial anterior e extensor longo do hálux.
Dermátomos: L4 e L5.

F-5 (*Ligou*)
Localização: na face medial da perna, a 5 *cun* proximais da parte mais saliente do maléolo medial, junto à margem medial da tíbia.
Músculos relacionados: flexor longo dos dedos e tibial posterior.
Dermátomo: L4.

F-6 (*Zhongdu*)
Localização: na face medial da perna, a 7 *cun* proximais da parte mais saliente do maléolo medial, a 2 *cun* proximais do F-5 (*Ligou*), junto à margem medial da tíbia.
Músculos relacionados: sóleo, flexor longo dos dedos e tibial posterior.
Dermátomos: L3 e L4.

F-7 (*Xiguan*)
Localização: na face medial da perna, posterior e distal ao côndilo medial da tíbia, a 1 *cun* posterior ao BP-9 (*Yinlingquan*).
Músculo relacionado: cabeça medial do gastrocnêmio.
Dermátomo: L3.

F-8 (*Ququan*)
Localização: na face medial do joelho, na extremidade medial da prega poplítea, na depressão anterior ao tendão do músculo semitendíneo.
Músculos relacionados: semitendíneo, semimembranáceo, grácil e sartório.
Dermátomo: L3.

F-9 (*Yinbao*)
Localização: na face medial da coxa, a 4 *cun* proximais do côndilo medial do fêmur, na margem anterior do músculo sartório.
Músculos relacionados: sartório e vasto medial.
Dermátomo: L3.

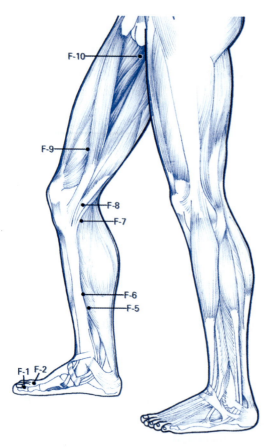

Figura 12-3 Localização dos pontos F-1, F-2 e F-5 a F-10 do meridiano principal do Fígado.

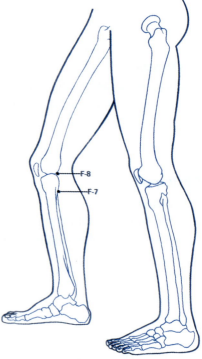

Figura 12-4 Localização dos pontos F-7 e F-8 do meridiano principal do Fígado.

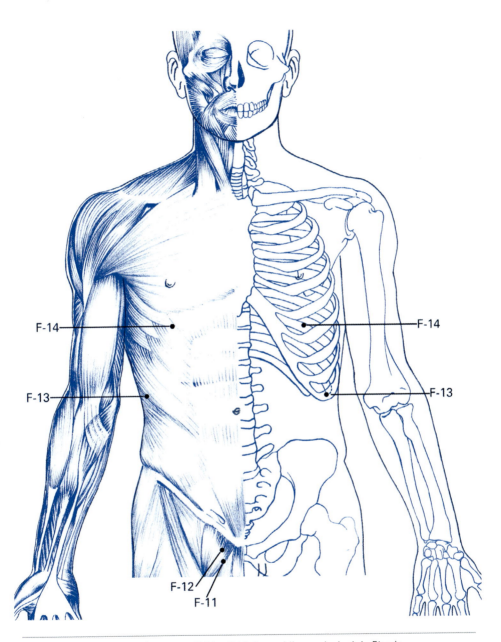

Figura 12-5 Localização dos pontos F-11 a F-14 do meridiano principal do Fígado.

F-10 (*Zuwuli*)

Localização: na região anteromedial da coxa, a 3 *cun* distais do nível da margem superior da sínfise púbica e do E-30 (*Qichong*), e a 1 *cun* distal do F-11 (*Yinlian*). Atenção com os vasos femorais.
Músculo relacionado: adutor longo.
Dermátomos: L1 e L2.

F-11 (*Yinlian*)

Localização: na região anteromedial da coxa, a 2 *cun* distais do nível da margem superior da sínfise púbica e do E-30 (*Qichong*) e na mesma linha vertical deste.
Músculo relacionado: pectíneo e adutor longo.
Dermátomos: L1 e L2.

F-12 (*Jimai*)

Localização: na região do sulco inguinal, a 2,5 *cun* laterais da linha mediana e a 1 *cun* distal do E-30 (*Qichong*). Atenção com os vasos femorais.
Músculo relacionado: pectíneo.
Dermátomo: L1.

F-13 (*Zhangmen*)

Localização: na parede anterolateral do abdome, junto à margem inferior da extremidade livre da XI costela. Com o cotovelo fletido em 90°, lateralmente ao tronco, o ponto situa-se ao nível do olécrano.
Músculos relacionados: oblíquo externo do abdome, oblíquo interno do abdome e transverso do abdome.
Dermátomo: T11.

F-14 (*Qimen*)

Localização: na parede anterior do tórax, no VI espaço intercostal, na linha mamilar e a 4 *cun* laterais da linha mediana.
Músculos relacionados: oblíquo externo do abdome e intercostais.
Dermátomo: T6.

Meridiano extraordinário Vaso Governador – *Du Mai* 13

Trajeto interno (inicial): tem início no rim, dirige-se aos órgãos urinários e genitais pélvicos e penetra na região do períneo, atingindo o ponto médio entre o ânus e a ponta do cóccix (VG-1 [*Changqiang*]).

Trajeto externo: do ponto médio entre o ânus e a ponta do cóccix, sobe ao longo da coluna vertebral, pela linha mediana posterior do tronco, do pescoço, linha mediana posterior e anterior da cabeça, passando pelo nariz, até atingir o frênulo do lábio superior.

Trajeto interno (final): ao passar pela nuca, no ponto VG-16 (*Fenfgu*), um ramo penetra no cérebro, reaparecendo na superfície, no ponto VG-20 (*Baihui*).

Meridiano extraordinário Vaso Governador | *Du Mai*

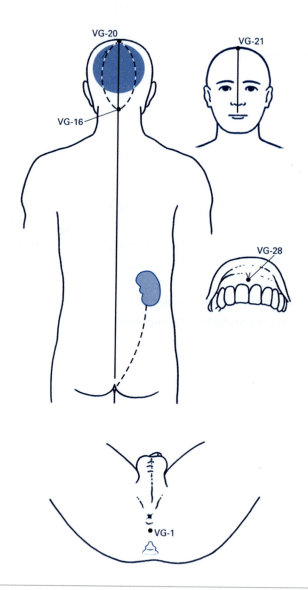

Figura 13-1 Trajetos interno e externo do meridiano extraordinário Vaso Governador.

28 pontos

VG-1 (*Changqiang*)

Localização: na linha mediana da região perineal, a meia distância entre a ponta do cóccix e o ânus.

Músculos relacionados: esfíncter externo do ânus e levantador do ânus. Relaciona-se também com o ligamento anococcígeo.

Dermátomos: S4 e S5.

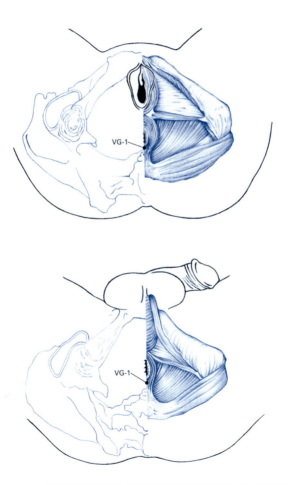

Figura 13-2 Localização do ponto VG-1 do meridiano extraordinário Vaso Governador.

VG-2 (*Yaoshu*)

Localização: ao nível do hiato sacral (vértebra SV), na linha mediana, logo acima da parte superior da fenda interglútea.
Estrutura relacionada: ligamento sacrococcígeo.
Dermátomos: S4 e S5.

VG-3 (*Yaoyangguan*)

Localização: na linha mediana, na depressão logo abaixo do processo espinhoso da LIV, ao nível da parte mais alta da crista ilíaca.
Estruturas relacionadas: aponeurose toracolombar, ligamentos supraespinal e interespinal.
Dermátomo: L4.

VG-4 (*Mingmen*)

Localização: na linha mediana, na depressão logo abaixo do processo espinhoso da LII.
Estruturas relacionadas: aponeurose toracolombar, ligamentos supraespinal e interespinal.
Dermátomo: L2.

VG-5 (*Xuanshu*)

Localização: na linha mediana, na depressão logo abaixo do processo espinhoso da LI.
Estruturas relacionadas: aponeurose toracolombar, ligamentos supraespinal e interespinal.
Dermátomo: L1.

VG-6 (*Jizhong*)

Localização: na linha mediana, na depressão logo abaixo do processo espinhoso da TXI.
Estruturas relacionadas: aponeurose toracolombar, ligamentos supraespinal e interespinal.
Dermátomo: T11.

VG-7 (*Zhongshu*)
Localização: na linha mediana, na depressão logo abaixo do processo espinhoso da TX.
Estruturas relacionadas: aponeurose toracolombar, ligamentos supraespinal e interespinal.
Dermátomo: T10.
Nota: a maior parte dos clássicos não menciona este ponto; segundo os textos antigos, é proibida sua puntura ou sua moxabustão.

VG-8 (*Jinsuo*)
Localização: na linha mediana, na depressão logo abaixo do processo espinhoso da TIX.
Estruturas relacionadas: aponeurose toracolombar e ligamentos supraespinal e interespinal.
Dermátomo: T9.

VG-9 (*Zhiyang*)
Localização: na linha mediana, na depressão logo abaixo do processo espinhoso da TVII.
Estruturas relacionadas: aponeurose toracolombar, ligamentos supraespinal e interespinal.
Dermátomo: T7.

VG-10 (*Lingtai*)
Localização: na linha mediana, na depressão logo abaixo do processo espinhoso da TVI.
Estruturas relacionadas: ligamentos supraespinal e interespinal.
Dermátomo: T6.

VG-11 (*Shendao*)
Localização: na linha mediana, na depressão logo abaixo do processo espinhoso da TV.
Estruturas relacionadas: ligamentos supraespinal e interespinal.
Dermátomo: T5.

VG-12 (*Shenzhu*)
Localização: na linha mediana, na depressão logo abaixo do processo espinhoso da TIII.
Estruturas relacionadas: ligamentos supraespinal e interespinal.
Dermátomo: T3.

VG-13 (*Taodao*)
Localização: na linha mediana, na depressão logo abaixo do processo espinhoso da TI.
Estruturas relacionadas: ligamentos supraespinal e interespinal.
Dermátomo: T1.

VG-14 (*Dazhui*)
Localização: na linha mediana, na depressão logo abaixo do processo espinhoso da CVII.
Estruturas relacionadas: ligamentos supraespinal e interespinal.
Dermátomo: C8.

VG-15 (*Yamen*)
Localização: na linha mediana da nuca, a 0,5 *cun* acima da linha de implantação do cabelo, entre o arco posterior do atlas e o processo espinhoso do áxis.
Estrutura relacionada: ligamento nucal.
Dermátomo: C3.
Nota: segundo livros clássicos, a moxabustão é contraindicada.

VG-16 (*Fengfu*)
Localização: na linha mediana da parte superior da nuca, a 1 *cun* acima da linha de implantação do cabelo, logo abaixo da protuberância occipital externa, no nível entre o forame magno e o arco posterior do atlas.
Estruturas relacionadas: ligamento nucal e membrana atlantoccipital posterior.
Dermátomos: C2 e C3.

VG 17 (*Naohu*)
Localização: na linha mediana da cabeça, na depressão logo acima da parte superior da protuberância occipital externa, a 1,5 *cun* acima do VG-16 (*Fengfu*).

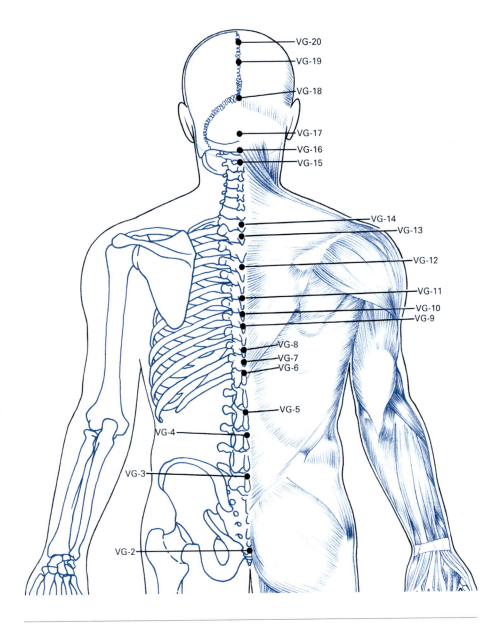

Figura 13-3 Pontos VG-2 a VG-20 do meridiano extraordinário Vaso Governador.

Músculo relacionado: occipitofrontal (ventre occipital).
Dermátomo: C2.

VG-18 (*Qiangjian*)
Localização: na linha mediana da região occipital, a 1,5 *cun* acima do VG-17 (*Naohu*), a meia distância entre o VG-16 (*Fengfu*) e o VG-20 (*Baihui*), a 4 *cun* acima da linha de implantação posterior do cabelo.
Músculo relacionado: occipitofrontal (aponeurose epicrânica).
Dermátomo: C2.

VG-19 (*Houding*)
Localização: na linha mediana da cabeça, a 1,5 *cun* acima do VG-18 (*Qiangjian*), a 5,5 *cun* acima da linha de implantação posterior do cabelo.
Músculo relacionado: occipitofrontal (aponeurose epicrânica).
Dermátomo: C2.

VG-20 (*Baihui*)
Localização: na intersecção da linha mediana da cabeça com a vertical traçada das extremidades superiores das orelhas, a 7 *cun* acima da linha de implantação posterior do cabelo na nuca, a 5 *cun* acima da implantação anterior do cabelo na fronte ou, ainda, a 8 *cun* acima da glabela.
Músculo relacionado: occipitofrontal (aponeurose epicrânica).
Dermátomo: C2.

VG-21 (*Qianding*)
Localização: na linha mediana da cabeça, a 1,5 *cun* adiante do VG-20 (*Baihui*), a 3,5 *cun* acima da linha horizontal de implantação anterior do cabelo.
Músculo relacionado: occipitofrontal (aponeurose epicrânica).
Sensibilidade da pele: trigeminal (V1).
Dermátomo: C2.

VG-22 (*Xinhui*)
Localização: na linha mediana da cabeça, a 3 *cun* anteriores ao VG-20 (*Bainhui*) e a 2 *cun* acima da linha horizontal de implantação anterior do cabelo.
Músculo relacionado: occipitofrontal (aponeurose epicrânica).
Sensibilidade da pele: trigeminal (V1).

VG-23 (*Shangxing*)
Localização: na linha mediana da região frontal da cabeça, a 4 *cun* adiante do VG-20 (*Baihui*) e a 1 *cun* acima da linha horizontal de implantação anterior do cabelo.
Músculo relacionado: occipitofrontal (aponeurose epicrânica).
Sensibilidade da pele: trigeminal (V1).

VG-24 (*Shenting*)
Localização: na linha mediana da região frontal da cabeça, a 4,5 *cun* adiante do VG-20 (*Baihui*) e a 0,5 *cun* acima da linha horizontal de implantação anterior do cabelo.
Músculo relacionado: occipitofrontal (aponeurose epicrânica).
Sensibilidade da pele: trigeminal (V1).

VG-25 (*Suliao*)
Localização: na linha mediana da cabeça, ao nível do ápice do nariz.
Estruturas relacionadas: tela subcutânea e cartilagem do septo nasal.
Sensibilidade da pele: trigeminal (V1).

VG-26 (*Renzhong*)
Localização: na linha mediana da face, no ponto de união entre o terço superior com os dois terços inferiores do filtro, no lábio superior.
Músculo relacionado: orbicular da boca.
Sensibilidade da pele: trigeminal (V2).

VG-27 (*Duiduan*)
Localização: na linha mediana da face, no tubérculo do lábio superior.
Músculo relacionado: orbicular da boca.
Sensibilidade da pele: trigeminal (V2).

VG-28 (*Yinjiao*)
Localização: na linha mediana da face, no local de inserção do frênulo do lábio superior na mucosa gengival.
Estrutura relacionada: mucosa oral (gengival).
Sensibilidade da mucosa oral: trigeminal (V2).

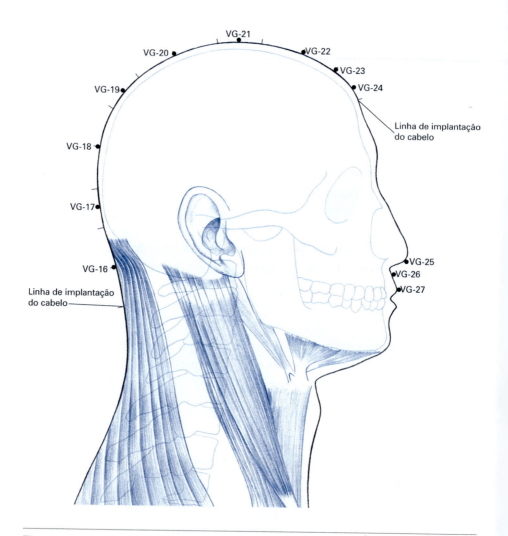

Figura 13-4 Localização dos pontos VG-16 a VG-27 do meridiano extraordinário Vaso Governador.

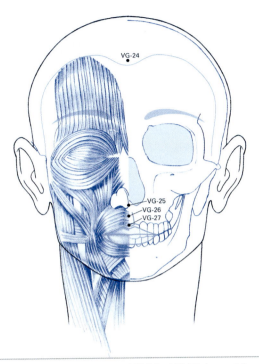

Figura 13-5 Localização dos pontos VG-24 a VG-27 do meridiano extraordinário Vaso Governador.

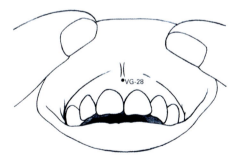

Figura 13-6 Localização do ponto VG-28 do meridiano extraordinário Vaso Governador.

14 Meridiano extraordinário Vaso Concepção – *Ren Mai*

Trajeto externo: tem início no rim e desce para a cavidade pélvica, relacionando-se com os órgãos urinários e genitais, e atingindo o corpo do períneo (VC-1 [*Huiyin*]). Desta região, sobe pela linha mediana anterior do tronco, do pescoço e da face, terminando no sulco labiomentual (VC-24 [*Chengjiang*]).

Trajeto interno: do ponto VC-24 (*Chengjiang*), circunda os lábios, encontrando-se com o Vaso Governador no ponto VG-28 (*Yinjiao*); um ramo sobe do lábio superior para a margem infraorbital, penetrando no olho.

Meridiano extraordinário Vaso Concepção | *Ren Mai*

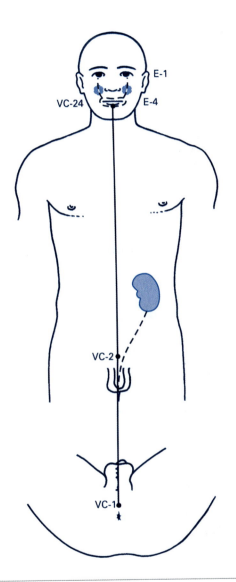

Figura 14-1 Trajetos interno e externo do meridiano extraordinário Vaso Concepção.

24 pontos

VC-1 (*Huiyin*)

Localização: na linha mediana do corpo do períneo, entre o escroto (ou comissura posterior dos lábios maiores) e o ânus.
Músculos relacionados: esfíncter externo do ânus, transversos superficial e profundo do períneo, bulboesponjoso.
Dermátomo: S4.

VC-2 (*Qugu*)

Localização: na linha mediana da parede anterior do abdome e na margem superior da sínfise púbica.
Estrutura relacionada: linha alba.
Dermátomo: L1.

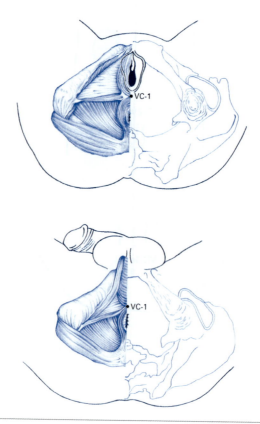

Figura 14-2 Localização do ponto VC-1 do meridiano extraordinário Vaso Concepção.

VC-3 (*Zhongji*)
Localização: na linha mediana da parede anterior do abdome, a 1 *cun* acima da margem superior da sínfise púbica e a 4 *cun* abaixo do umbigo.
Estrutura relacionada: linha alba.
Dermátomo: T12.

VC-4 (*Guanyuan*)
Localização: na linha mediana da parede anterior do abdome, a 2 *cun* acima da margem superior da sínfise púbica e a 3 *cun* inferiores ao umbigo.
Estrutura relacionada: linha alba.
Dermátomo: T12.

VC-5 (*Shimen*)
Localização: na linha mediana da parede anterior do abdome, a 2 *cun* abaixo do umbigo.
Estrutura relacionada: linha alba.
Dermátomo: T11.

VC-6 (*Qihai*)
Localização: na linha mediana da parede anterior do abdome, a 1,5 *cun* abaixo do umbigo.
Estrutura relacionada: linha alba.
Dermátomo: T10.

VC-7 (*Yinjiao*)
Localização: na linha mediana da parede anterior do abdome, a 1 *cun* abaixo do umbigo.
Estrutura relacionada: linha alba.
Dermátomo: T10.

VC-8 (*Shenque*)
Localização: no centro do umbigo.
Estrutura relacionada: umbigo.
Dermátomo: T10.

VC-9 (*Shuifen*)
Localização: na linha mediana da parede anterior do abdome, a 1 *cun* acima do umbigo.

Estrutura relacionada: linha alba.
Dermátomo: T10.

VC-10 (*Xiawan*)

Localização: na linha mediana da parede anterior do abdome, a 2 *cun* acima do umbigo.
Estrutura relacionada: linha alba.
Dermátomo: T9.

VC-11 (*Jianli*)

Localização: na linha mediana da parede anterior do abdome, a 3 *cun* acima do umbigo.
Estrutura relacionada: linha alba.
Dermátomo: T9.

VC-12 (*Zhongwan*)

Localização: na linha mediana da parede anterior do abdome, a 4 *cun* acima do umbigo, no ponto médio entre a sínfise xifosternal e o umbigo.
Estrutura relacionada: linha alba.
Dermátomo: T8.

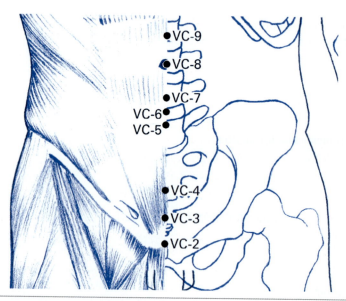

Figura 14-3 Localização dos pontos VC-2 a VC-9 do meridiano extraordinário Vaso Concepção.

VC-13 (Shangwan)

Localização: na linha mediana da parede anterior do abdome, a 3 *cun* abaixo da sínfise xifoesternal, a 5 *cun* acima do umbigo.
Estrutura relacionada: linha alba.
Dermátomo: T7.

VC-14 (*Juque*)

Localização: na linha mediana da parede anterior do abdome, a 2 *cun* abaixo da sínfise xifoesternal, a 6 *cun* acima do umbigo.
Estrutura relacionada: linha alba.
Dermátomo: T7.

VC-15 (*Jiuwei*)

Localização: na linha mediana da parede anterior do abdome, a 1 *cun* abaixo da sínfise xifoesternal, a 7 *cun* acima do umbigo.
Estrutura relacionada: linha alba.
Dermátomo: T6.

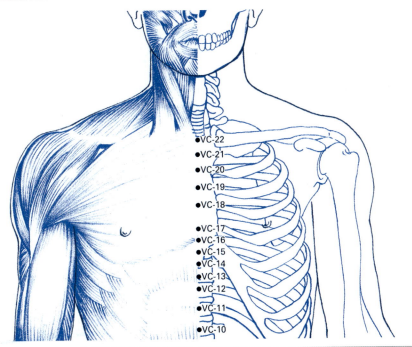

Figura 14-4 Localização dos pontos VC-10 a VC-24 do meridiano extraordinário Vaso Concepção.

VC-16 (*Zhongting*)

Localização: na linha mediana da parede anterior do tórax, ao nível da sínfise xifoesternal.
Estrutura relacionada: osso esterno.
Dermátomos: T5 e T6.

VC-17 (*Danzhong*)

Localização: na linha mediana da parede anterior do tórax, ao nível da V articulação esternocostal e do IV espaço intercostal, na linha horizontal entre os mamilos.
Estruturas relacionadas: tela subcutânea e osso esterno.
Dermátomo: T4.

VC-18 (*Yutang*)

Localização: na linha mediana da parede anterior do tórax, no ponto médio do corpo do esterno, ao nível do III espaço intercostal.
Estruturas relacionadas: tela subcutânea e osso esterno.
Dermátomo: T3.

VC-19 (*Zigong*)

Localização: na linha mediana da parede anterior do tórax, ao nível do II espaço intercostal, logo abaixo do ângulo do esterno.
Estruturas relacionadas: tela subcutânea e osso esterno.
Dermátomo: T2.

VC-20 (*Huagai*)

Localização: na linha mediana da parede anterior do tórax, ao nível da sínfise manubrioesternal.
Estruturas relacionadas: tela subcutânea e osso esterno.
Dermátomo: T1.

VC-21 (*Xuanji*)

Localização: na linha mediana da parede anterior do tórax, no ponto médio do manúbrio, a 1 *cun* abaixo da incisura jugular.
Estruturas relacionadas: tela subcutânea e osso esterno.
Dermátomo: C5.

VC-22 (*Tiantu*)

Localização: na linha mediana anterior do pescoço, a 0,5 *cun* acima da incisura jugular do esterno.
Músculos relacionados: esterno-hióideo e esternotireóideo.
Dermátomo: C4.

VC-23 (*Lianquan*)

Localização: na linha mediana anterior do pescoço, junto à margem superior do corpo do osso hioide.
Músculos relacionados: milo-hióideo, gênio-hióideo e genioglosso.
Dermátomo: C4.

VC-24 (*Chengjiang*)

Localização: na linha mediana da face, na depressão do sulco mentolabial.
Músculo relacionado: orbicular da boca.
Sensibilidade da pele: trigeminal (V3).

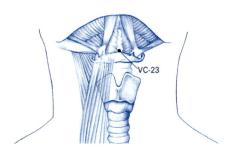

Figura 14-5 Localização do ponto VC-23 do meridiano extraordinário Vaso Concepção.

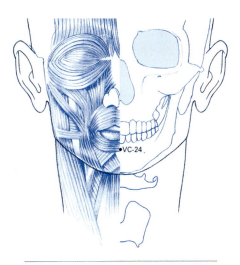

Figura 14-6 Localização do ponto VC-24 do meridiano extraordinário Vaso Concepção.

14 Meridiano extraordinário Vaso Concepção

15 Pontos extras

Na cabeça e no pescoço

Ex-CP (*Sishencong*)

Localização: quatro pontos localizados a 1 *cun* anterior, posterior e lateral ao VG-20.
Estrutura relacionada: aponeurose epicrânica.
Sensibilidade da pele: trigeminal (V1).
Dermátomo: C2.

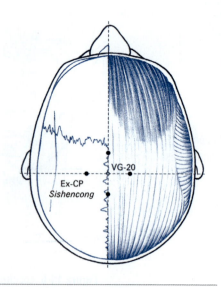

Figura 15-1 Localização do ponto extra *Sishencong*.

Ex-CP (*Yintang*)
Localização: na linha mediana anterior da cabeça, ao nível das extremidades mediais dos supercílios.
Músculo relacionado: prócero.
Sensibilidade da pele: trigeminal (V1).

Ex-CP (*Yuyao*)
Localização: no encontro entre uma linha vertical traçada do centro da pupila ao ponto médio do supercílio.
Músculo relacionado: orbicular do olho.
Sensibilidade da pele: trigeminal (V1).

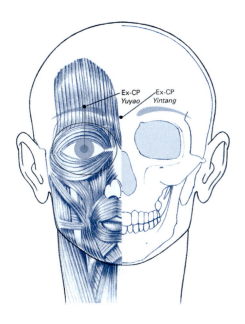

Figura 15-2 Localização dos pontos extras *Yintang* e *Yuyao*.

Ex-CP (*Taiyang*)

Localização: na fossa temporal, a 1 *cun* posterior ao ponto médio entre a extremidade lateral do supercílio e o ângulo lateral do olho.
Músculo relacionado: temporal.
Sensibilidade da pele: trigeminal (V1).

Ex-CP (*Erjian*)

Localização: na extremidade superior da hélice da orelha.
Estrutura relacionada: cartilagem da orelha.
Sensibilidade da pele: trigeminal (V3).
Dermátomo: C2.

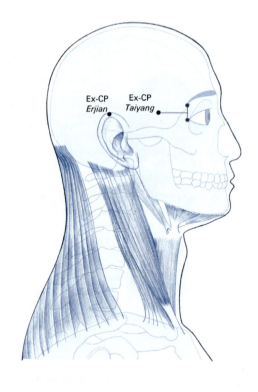

Figura 15-3 Localização dos pontos extras *Taiyang* e *Erjian*.

Ex-CP (*Shangyingxiang* [*Bitong*])

Localização: no encontro da extremidade superior do sulco nasolabial com a extremidade superior da cartilagem alar maior, logo abaixo do osso nasal.
Músculo relacionado: nasal.
Sensibilidade da pele: trigeminal (V1 e V2).

Ex-CP (*Juquan*)

Localização: no ponto médio da linha mediana no dorso da língua.
Músculo relacionado: longitudinal superior.
Sensibilidade da pele: trigeminal (V3).

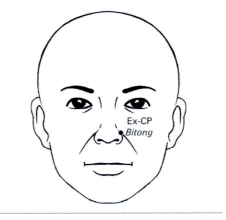

Figura 15-4 Localização do ponto extra *Bitong*.

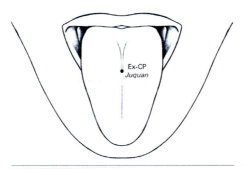

Figura 15-5 Localização do ponto extra *Juquan*.

Ex-CP (*Jiachengjiang*)

Localização: no sulco mentolabial, a 1,5 *cun* lateral ao VC-24 (*Chengjiang*), na região do forame mentual.
Músculos relacionados: orbicular da boca e abaixador do lábio inferior.
Sensibilidade da pele: trigeminal (V3).

Ex-CP (*Amnian*)

Localização: atrás da orelha, no ponto médio entre os pontos TA-17 (*Yifeng*) e VB-20 (*Fengchi*), junto à parte posterior do processo mastoide.
Músculo relacionado: esternocleidomastóideo.
Dermátomos: C2 e C3.

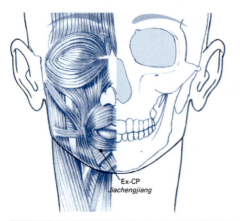

Figura 15-6 Localização do ponto extra *Jiachengjiang*.

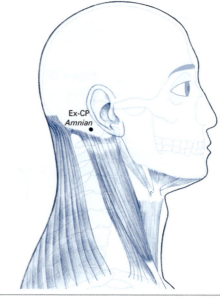

Figura 15-7 Localização do ponto extra *Amnian*.

No tórax e no abdome

Ex-TA (*Feimen*)
Localização: a 1 *cun* lateral ao ponto VC-21 (*Xuanji*).
Estrutura relacionada: margem lateral do esterno.
Dermátomo: T1.

Ex-TA (*Qizhongsibian*)
Localização: quatro pontos localizados a 1 *cun* acima, abaixo e lateralmente ao umbigo.
Músculo relacionado: reto do abdome e a lâmina anterior de sua bainha.
Dermátomo: T10.

Ex-TA (*Qimen*)
Localização: na parede anterior do abdome a 2 *cun* acima da margem superior da sínfise púbica e a 3 *cun* laterais ao ponto VC-4 (*Guanyuan*).

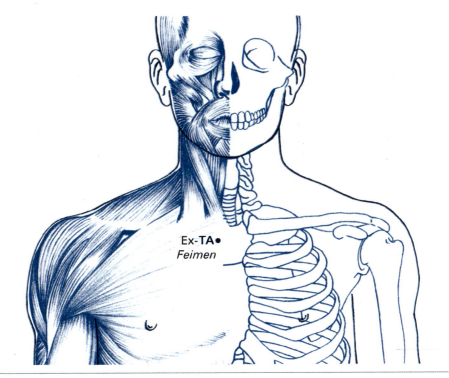

Figura 15-8 Localização do ponto extra *Feimen*.

Músculos relacionados: oblíquo externo, oblíquo interno e transverso do abdome.
Dermátomo: T12.

Ex-TA (*Zigong*)

Localização: situa-se na parede anterior do abdome, a 1 *cun* acima da margem superior da sínfise púbica e a 3 *cun* laterais ao ponto VC-3 (*Zhongji*).
Músculos relacionados: oblíquo externo, oblíquo interno e transverso do abdome.
Dermátomo: T12.

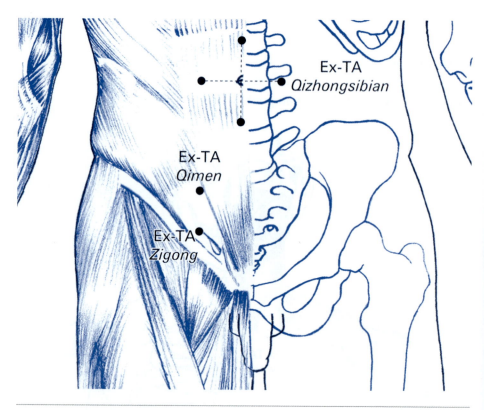

Figura 15-9 Localização dos pontos extras *Qizhongsibian, Zigong* e *Qimen*.

No dorso

Ex-D (*Jiagi* ou *Huatuojiagi*)

Localização: a 0,5 *cun* lateral à extremidade inferior dos processos espinhosos das vértebras torácicas (12) e lombares (5). Algumas escolas consideram também pontos situados na região cervical (7), assim, resultam num total de 24 pares.

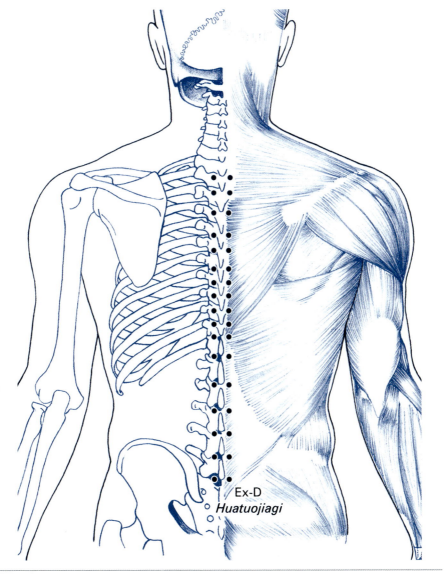

Figura 15-10 Localização do ponto extra *Huatuojiagi*.

Músculos relacionados: trapézio (cranialmente), aponeurose toracolombar e eretor da espinha (caudalmente).
Dermátomos: C3 a L5.

Ex-D (*Weiwanxiashu/Yishu*)
Localização: a 1,5 *cun* lateral à ponta do processo espinhoso da T VIII.
Músculos relacionados: eretor da espinha e trapézio.
Dermátomo: T8.

Ex-D (*Shiqizhui/Shiqizhuixia*)
Localização: na linha mediana do dorso, abaixo do processo espinhoso da LV.
Estruturas relacionadas: ligamentos supraespinal e interespinal.
Dermátomo: L5.

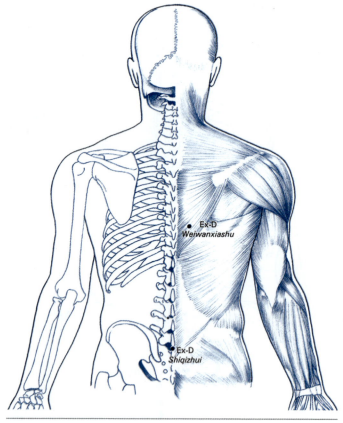

Figura 15-11 Localização dos pontos extras *Weiwanxiashu* e *Shiqizhui*.

No membro superior

Ex-MS (*Zhoujian*)

Localização: na região posterior do cotovelo, na ponta do olécrano, com o antebraço em flexão.
Músculo relacionado: tríceps braquial (tendão).
Dermátomo: C8.

Ex-MS (*Sifeng*)

Localização: na face palmar da mão, no centro da prega das articulações interfalângicas proximais dos dedos indicador, médio, anular e mínimo.
Músculos relacionados: flexor superficial e flexor profundo dos dedos (tendões).
Dermátomos: C7 e C8.

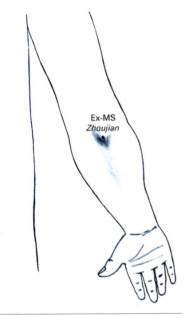

Figura 15-12 Localização do ponto extra *Zhoujian*.

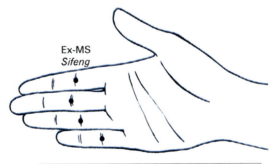

Figura 15-13 Localização do ponto extra *Sifeng*.

Ex-MS (*Shixuan*)
Localização: na extremidade de todos os dedos.
Estrutura relacionada: tela subcutânea.
Dermátomos: C6, C7 e C8.

Ex-MS (*Baxie*)
Localização: quatro pontos no dorso da mão, nas pregas interdigitais de todos os dedos e entre as cabeças dos metacarpos, com os dedos fletidos.
Músculos relacionados: interósseos dorsais.
Dermátomos: C6, C7 e C8.

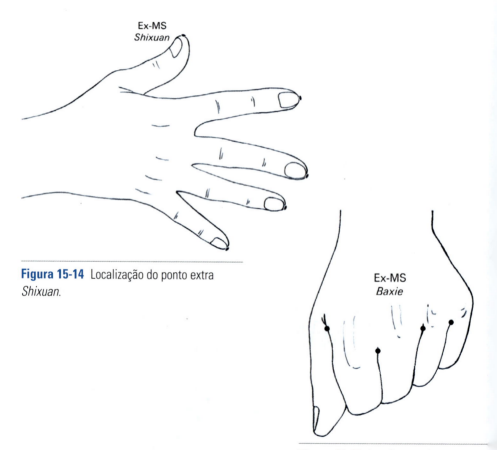

Figura 15-14 Localização do ponto extra *Shixuan*.

Figura 15-15 Localização do ponto extra *Baxie*.

No membro inferior

Ex-MI (*Xiyan*)

Localização: ao nível da articulação do joelho, nas depressões palpáveis de cada lado do ligamento da patela, com o joelho fletido.
Estrutura relacionada: corpo adiposo infrapatelar.
Dermátomos: L3, L4 e L5.

Ex-MI (*Linghou*)

Localização: atrás da cabeça da fíbula, junto à sua margem posterior.

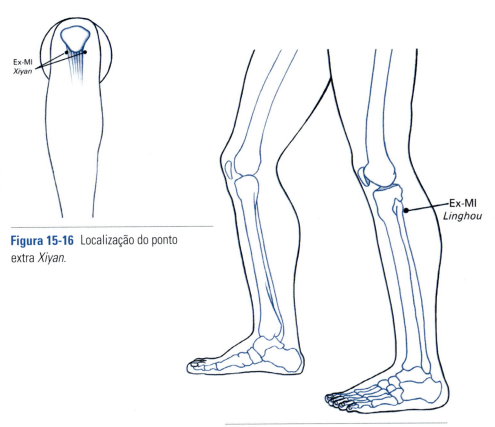

Figura 15-16 Localização do ponto extra *Xiyan*.

Figura 15-17 Localização do ponto extra *Linghou*.

Músculos relacionados: fibular longo e gastrocnêmio (cabeça lateral).
Dermátomos: L5 e S1.

Ex-MI (*Qiduan*)
Localização: nas extremidades dos dedos do pé.
Estrutura relacionada: tela subcutânea.
Dermátomos: L4, L5 e S1.

Ex-MI (*Bafeng*)
Localização: quatro pontos no dorso do pé, entre as cabeças dos metatarsos.
Músculos relacionados: interósseos dorsais.
Dermátomos: L4, L5 e S1.

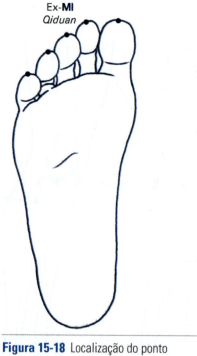

Figura 15-18 Localização do ponto extra *Qiduan*.

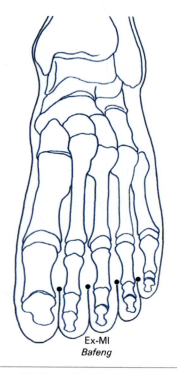

Figura 15-19 Localização do ponto extra *Bafeng*.

Referências bibliográficas

Bottalo F, Brotzu R. Fondamenti di medicina tradizionale cinese. Milão: Xênia, 1999.
Cheng CC, Cabal F. Los puontos extraordinarios. Madri: Cabal, 1979.
Chonghuo T. Tratado de medicina chinesa. São Paulo: Roca, 1993.
Cricenti SV. Acupuntura e moxabustão – localização anatômica dos pontos. Barueri: Manole, 2001.
Esper RS, Fukuyama JM, Yamamura Y, Cricenti SV, Juliano Y. Relações anatômicas do ponto B-32 (Ciliao) localizado no segundo forame sacral. Revista Paulista de Acupuntura 1999; 5:25-8.
Focks C. Atlas akupunktur: fotosequenzen und zeichnungen. Stuttgart: G. Fischer, 1998.
Focks C, Marz U. Guia prático de acupuntura. Barueri: Manole, 2008.
Moore KL, Dalley AF. Anatomia orientada para a clínica. 5. ed. Rio de Janeiro: Guanabara Koogan, 2007.
Maciocia G. Os fundamentos da medicina chinesa. São Paulo: Roca, 1996.
Netter FH. Atlas de anatomia humana. Porto Alegre: Artmed, 2003.
Nghi NV. Médicine traditionnelle chinoise. Marselha: NVN, 1984.
Putz R, Pabst R. Atlas de anatomia humana. 20. ed. Rio de Janeiro: Guanabara Koogan, 1995.
Schhunke M, Schulte E, Schumacher U, Voll M, Wesher K. Prometeus – atlas de anatomia. Rio de Janeiro: Guanabara Koogan, 2006.
Sociedade Brasileira de anatomia. Terminologia anatômica. Barueri: Manole, 2001.
Yamamura Y. Acupuntura tradicional – a arte de inserir. São Paulo: Roca, 2001.
Zhenguo Y. Applied anatomical charts of acupuncture and moxibustion. Xangai: Yao Yong, 1989.